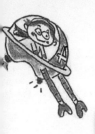

科学全知道系列

神奇的
人体旅行

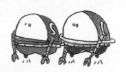

〔韩〕郑民锡　〔韩〕朴舒映◎著
〔韩〕朴舒映◎绘
千太阳◎译

U0376292

吉林科学技术出版社

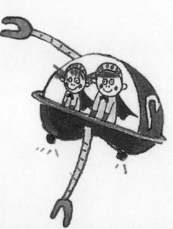

乘坐"豆豆"号去人体探险

他非常爱解剖！所以他的昵称是爱剖——苹果。

我们第一次去见解剖学教授爱剖老师的时候，总感到有点儿紧张。

他可是个喜欢用刀解剖人体的可怕老师啊！想一想都让人浑身起鸡皮疙瘩。如果他将人体剖开给我们看，那可怎么办啊？

但是，我们也十分好奇，毕竟，能看到我们身体内部结构的机会也是很难得的。

所以我们下定决心，敲开了解剖学教授爱剖老师家的门。

首先映入我们眼帘的是爱剖老师那油亮亮的头发！呵呵，爱剖老师完全不像想象中那样可怕！

爱剖老师一见到我们就打开了话匣子，开始为我们讲述

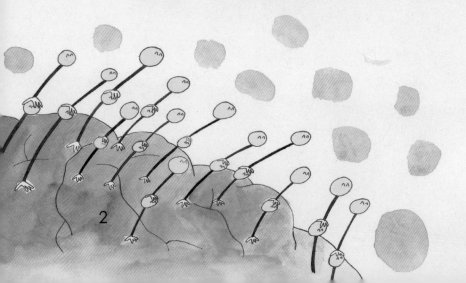

有关人体的故事。

我们出生的时候，身体里有300块骨头。但是，长大成人后却只剩下206块骨头了！

我们肚子里用于消化食物的肠子有好几米长！

从心脏流出去的血液，转遍全身的时间只需要短短的1分钟！

因为有指纹，所以我们用手拿东西的时候东西才不会掉下来！

哇！好神奇哦！我们的身体竟然这么复杂啊！

哇！好有趣哦！我们的身体竟然这么忙碌啊！

我们和爱剖老师一拍即合，产生了一个共同的想法。

是啊，组织一支"体内探险队"吧！

我们和爱剖老师开始制订探险计划。若是想给朋友们介绍我们体内的各个角落，一定要有个详细的计划才行。那么，怎样探险才好呢？要解剖人体吗？

嘘，这是秘密哦。答案只有一页一页翻过这本书的朋友才会知道。

抓住这个难得的机会吧！去人体里的各个角落探险吧。大家对我们的身体了解得越多，就会越珍爱我们的身体啦！

来吧！让我们跟随爱剖老师一起，开始有趣的人体探险吧！

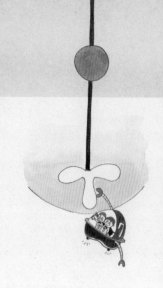

 # 目 录

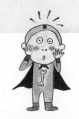

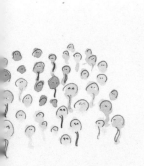

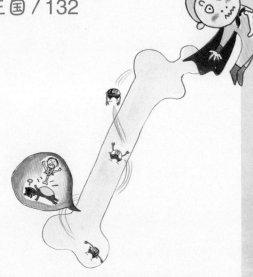

欢迎来到解剖学教室

叮咚！

请大家稍等片刻，"豆豆"号旅行船队马上就要大功告成了。拧紧螺丝，再给它喷上漂亮的油漆，好！最后一艘船终于完成了！

小朋友们，你们看看，我的"豆豆"号旅行船队怎么样啊？是不是很棒？它是由7艘小型旅行船组成的。下面我们来认识一下它们吧。

第一艘叫"硬硬运动"号。

第二艘叫"转啊转啊"号。

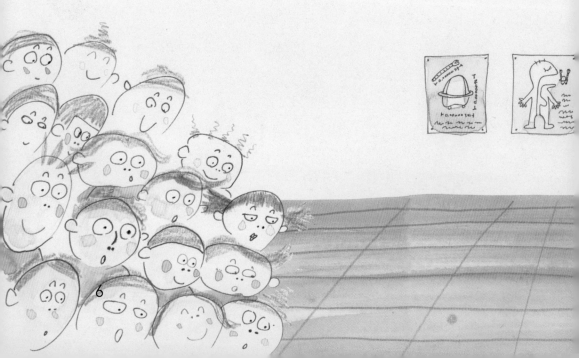

第三艘叫"呼吸呼吸"号。

第四艘叫"吃喝拉撒"号。

第五艘叫"好好听话"号。

第六艘叫"生成身体"号。

刚才最后完成的第七艘叫"感觉感觉"号。

这些都是我亲手制作的"体内飞船"。

你们说什么？"豆豆"号的七艘旅行船太小，你们看不见？请你们把脸贴过来仔细看看吧，再贴近些，再贴近些，再贴近些……还是看不见？如果还是没有看见，说明大家的视力是正常的。哈哈！

旅行船是很小很小的，像灰尘那么小，不，像我们身体里的细胞那么小。如果不这么小，它们就无法在我

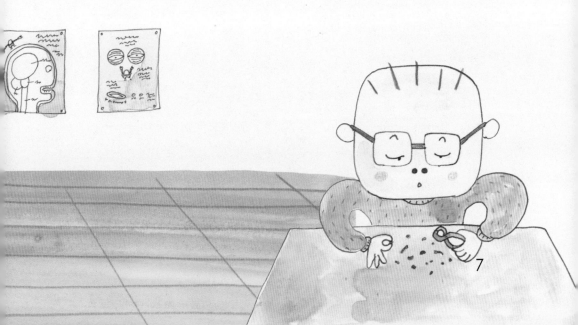

们的体内畅游。唉，为了造出这么些个小玩意儿，我可是花费了不少心思呢！

对了，光顾着介绍自己的得意作品了，居然忘了介绍自己。我是一名医生，目前在医科大学教授解剖学课程，学生们叫我爱剖老师，我可以洞察人体内任何一个微小的变化。大家怎么一脸想要逃出教室的表情啊？不要害怕，我这次不会给大家上人体解剖课的。恰恰相反，大家会乘坐"豆豆"号旅行船队进入人体，从头到脚进行一次有趣的探险之旅。

咦？坐在最后一排的小朋友怎么一脸的不高兴啊？请说说你的心事。什么？你以为是去宇宙探险？呵呵，你把旅行船当成了宇宙飞船啦！

旅行船虽然不是宇宙飞船，但大家也不要失望，因为我们的人体就是一个很神奇的世界。在古代，人们把大自然称为大宇宙，把人体称为小宇宙。你们每个人都拥有自己的小宇宙，就是说我们要坐"豆豆"号旅行船队进入人体进行一番惊心动魄的"宇宙"探险。怎么样，你是不是很期待呢？而且，能进行人体探险的机会也很难得，等大家长大了就不能再乘坐"豆豆"号旅行船了，因为这是我特意为小朋友制造出来的。

谁想乘坐"豆豆"号旅行船呢？

第一个举手的居然是想去宇宙探险的那位同学。

你们不必担心会迷路，"豆豆"号旅行船和我的电脑时刻保持着联系，你们只要轻轻地按动控制台上的红色按钮，就可以跟我通话了。

下面你们要做的就是乘坐"豆豆"号前先吞下一颗药丸，这样你们的身体会像孙悟空那样变小变小再变小。

好了，让我们随同"豆豆"号旅行船队，进入神奇的人体小宇宙探险去吧！

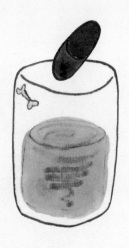

1

"硬硬运动"号

观察骨头的世界

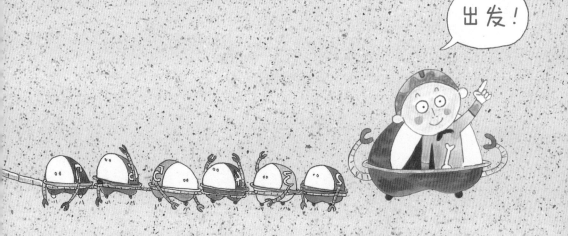

第一位小朋友已经坐上了1号旅行船，准备出发啦！

这位小朋友将乘坐"硬硬运动"号，了解人体的构造，并学习肌肉、骨头和关节在我们体内所起的作用。

和骨队长一起，
重新认识骨头的世界吧

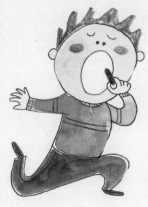

咕咚！

嗯？这是怎么回事？刚吞下爱剖老师给的药丸，周围的同学、老师、桌子和椅子全都变得巨大无比，好吓人啊！

我是坐上"豆豆"号的第一位小朋友浩浩，大家好。

是的！我竟然变得如此渺小。

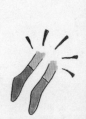

变小后的我环顾四周，看到七艘酷酷的旅行飞船并排停在那里。我一眼就认了出来。

"呀，是'豆豆'号旅行船队！"

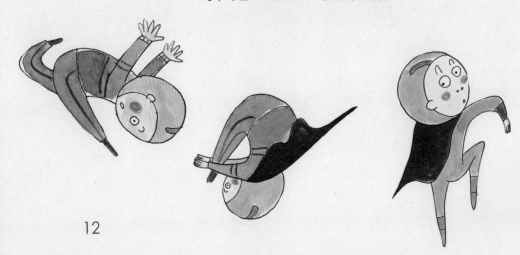

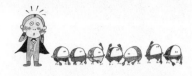

　　"豆豆"号好酷哦！每艘"豆豆"号上都整齐地写着名字呢。

　　我犹豫了一下，不知该坐哪艘才好。因为，我还没弄清楚该坐哪艘旅行飞船，就急忙把药丸吞下去了。还好，停在最前面的"豆豆"号打开了门。哦，是"硬硬运动"号。

　　"在这里，在这里。"

　　哈哈，原来这是一艘会说话的飞船啊！我小心翼翼地走进去，既激动又害怕，心怦怦直跳。

　　我装作若无其事地环顾四周。但是——

　　"嗯？这是什么？完全是台旧电脑！这个古老的麦克风又是什么？乘坐这样的飞船怎么去人体里旅行啊？"

　　"我的名字是'硬硬运动'号，'硬硬运动'号哦。"

　　"我知道你的名字，飞船外明明就写着啊……"

　　嗡嗡嗡——

　　我的话还没说完，"硬硬运动"号就向某个地方开去。等我睁开眼睛，看到了一片从未见过的奇怪景象。

　　"这里是哪儿啊？"我轻声问道。

　　电脑屏幕上自动显示了一张地图，并用闪闪发光的红点标记出了当前我们所在的位置。而地图正好是我们身体骨骼的模样，看来我已经进入了人的体内。就在我茫然地看着窗外的时候，电脑屏幕上突然出现了爱剖老师的影像。

"平安到达骨头世界了吗？"

"哎哟，吓我一跳！是的，老师，平安到达了。但是，现在要去哪里呢？"

"那是由驾驶'硬硬运动'号的人来决定的。不过，只有转遍骨头的世界之后，你才能重新回到体外。那么，祝你好运了。"

伴着嗞嗞的声音，爱剖老师的影像从屏幕上消失了。

"要转遍骨头的世界？好吧，那就让我们开始吧！"

飞船行驶得十分平稳。我们首先要去的地方是头骨！

向头骨出发！

去找头骨的过程中我才知道，"硬硬运动"号有个夹子手。夹子手很神奇，能够随着我的手一起动。

我握拳，夹子手也会闭合；我伸出胳膊，夹子手也会伸出夹子。正当我玩着夹子手的时候，它忽然摸到了一个硬硬的东西。我用夹子手嘣嘣地敲了一下那个东西。

"哎呀！"

"'硬硬运动'号，是你吗？"

"硬硬运动"号什么话也没说。这时，从远处传来了咔嚓咔嚓的嘈杂声。

"别再敲了，我是头骨。这声音是我的骨头伙伴们努力运动时发出来的。"

"啊，原来你就是头骨啊！刚才敲了你，真是不好意思。不过，你还挺硬的啊！"

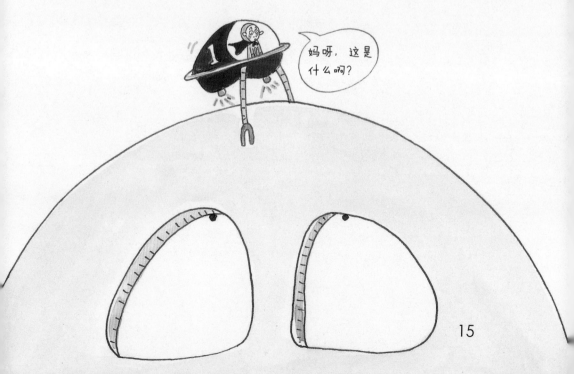

15

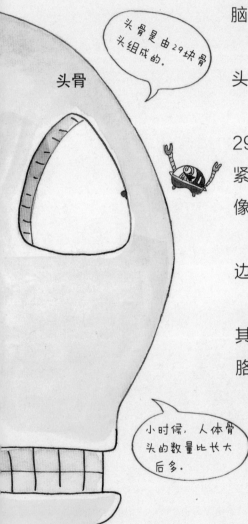

头骨

头骨是由29块骨头组成的。

小时候，人体骨头的数量比长大后多。

"嗯，我们骨头是非常坚硬的。我们还保护着很多器官，我保护大脑，下面的肋骨则保护心脏和肺。"

"头骨不愧是人体内最大的骨头，果然懂得很多啊！"

"我不是最大的骨头，我是由29块骨头组成的。只是因为它们紧紧地连在了一起，所以才会看起来像一块骨头。"

"哇，头骨有29块啊！"我一边寻找这29块骨头，一边说道。

"人体内一共有206块骨头。其中80块在头部和躯干上，64块在胳膊上，其余62块在腿上。

人在小的时候，骨头要更多一些。但随着身体的成长，有些骨头会长在一起。所以，长大后骨头的数量就减少了！"

头骨滔滔不绝地讲着，就像无所不知的百科全书。

16

"那人体内最大的骨头是哪块呢？"

"是大腿骨，也叫股骨。"

我在电脑上输入"大腿骨"三个字，随后，骨头地图上大腿骨的部分就开始闪闪发光，到大腿骨的路线也随之显示出来。

"谢谢你，头骨。不愧是头骨，知道得真多啊。真是聪明的骨头。我现在要去找大腿骨了，再见！"

一听我夸它，头骨高兴地笑了。我乘着"硬硬运动"号向大腿骨出发了。

"快来吧，我已经从别的骨头那里听说了你要来找我的消息。"

大腿骨不愧是人体内最大的骨头，声音又大又洪亮。

"你们骨头之间，消息传得真快啊。见到你很高兴，我是为了看人体最大的骨头而来的。"

我仔细观察着大腿骨。

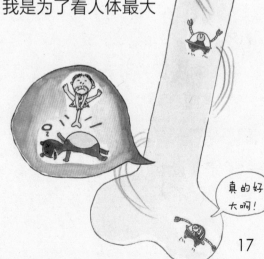

股骨

唰！

真的好大啊！

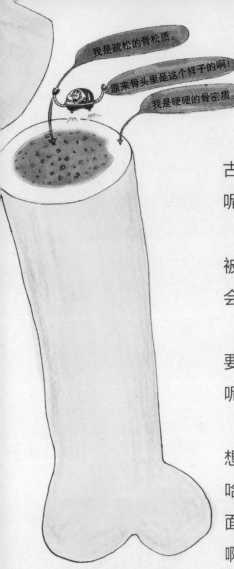

我是疏松的骨松质。

原来骨头里是这个样子的啊！

我是硬硬的骨密质。

"哈哈哈，因为我又大又结实，古时候的人们还把我当作武器使用呢。听起来很恐怖吧。"

我一听到武器就吓了一跳，如果被大腿骨拍一下，"硬硬运动"号就会变成一张飞盘。

"不行啊，大腿骨，你千万不要拍我，暑假里我还有很多事情要做呢！"

我紧闭双眼大声求饶，心里只想着赶快逃走。这时，大腿骨突然哈哈大笑起来："你怎么了？我虽然表面看起来非常坚硬，但里面很柔软。啊，不是柔软，而是有点儿疏松。"

"像你这样可怕的大骨头怎么会疏松呢？"

我睁开眼睛看着大腿骨。

"对，我的表面是由非常坚硬的骨密质组成的，但是里面是由疏松的蜂窝状的骨松质组成的。你不能

骨松质中间空着的部分里，有一种能产生细胞的物质，叫作"骨髓"。

18

仅凭外表判断一个人，不对，判断一根骨
头。"

我看着大腿骨，咧嘴笑了。

"对不起，大腿骨。我明白
你的意思了。那我现在要去见胳
膊骨了，以后再见吧！"

"你去那里干什么？胳膊骨
长得跟腿骨很像，有去那里的时
间，不如再和我玩一会儿吧！"

"你说胳膊骨和你长得很
像？"

"是啊！当然了！"

这时，从底下传来了哽咽的
声音。

"你一点儿也不关心我们！"

"咦？是谁在说话？"

我问大腿骨。

"哎哟，看来是脚骨们生气了。最近，因为别的
骨头都不愿意听它们说话，所以脚骨们经常发火！"

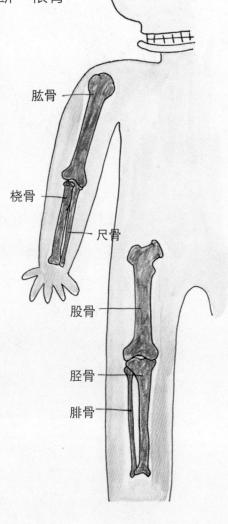

肱骨

桡骨

尺骨

股骨

胫骨

腓骨

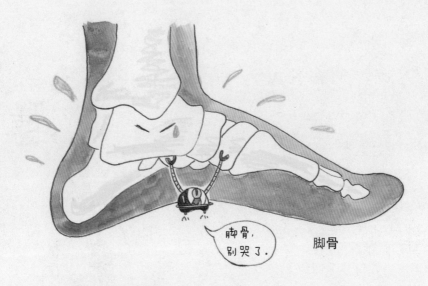

脚骨

我乘着"硬硬运动"号向下行驶。刚行驶一会儿，就看到了密密麻麻地聚集在一起的脚骨们。

"哼！真不高兴，说什么手比脚更有用，就因为我们是最底下的骨头，所以大家分明是在轻视我们。"

一看到我，脚骨们就哭诉了起来。

"别哭了，别哭了。谁会轻视你们啊？"

我伸出夹子手拍了拍它们。

"你是不是也不知道我们有多么重要啊？"

"知道，知道。"

"那你知道你的脚底为什么是凹进去的吗？"

我摇摇头。

"你没有仔细观察过我们，当然不知道了。脚底凹进去是因为人们需要用两只脚走路。如果脚底不凹进

20

去，走路的时候就会因为肌肉、神经、血管长期着地而感到特别疼。所以，我们脚底骨是向上凸起排列的，这样才能使脚底凹进去。现在你知道原因了吧！"

脚骨们都不给我说话的机会，就像啄木鸟啄树似的说了一通。

"嗯，知道了，现在可以消气了吧！"

"知道就好，你刚才不是说要去胳膊骨那里吗？不送了啊！今天路走多了，我们也累了。"

趁脚骨还没有改变主意，我马上操作"硬硬运动"号向上驶去。

经过大腿骨和骨盆后，我到达了椎骨。

"你好，你好，你好，你好，你好……"

"你们好吗？你们打招呼的方式跟你们的长相一样，好长啊！哈哈。"

"说我们长？说我们长？说我们长？……"

我的耳朵都开始嗡嗡响了，一样的话要听33次。

"不好意思，你们就不能派一个代表出来说吗？"

33块骨头开始议论，究竟由谁来代表大家说话。边等边听33次一样的话，实在是太累了。

"好了，现在开始你就跟我说话吧。我是椎骨的

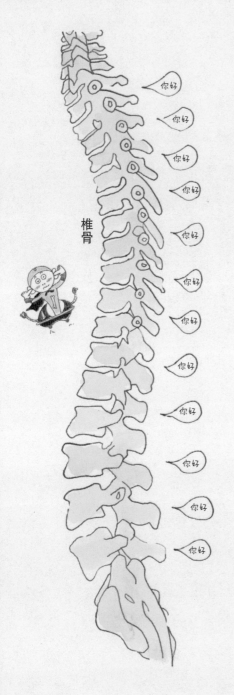

椎骨

班长。我的名字叫第七颈椎。哈哈！"

"第七根颈骨，你好啊，现在我要去见胳膊骨喽！"

"哎哟，瞧你，都不听听我们椎骨的话，就要去别的地方，太不像话了。连椎骨都不了解，能算是参观了骨头的世界吗？我们可是在支撑人体的躯干，保护与大脑连接的神经系统。我们是非常重要的骨头！你竟然看都不看我们？"

我刚启动了"硬硬运动"号，椎骨班长就大喊了起来。

到处都是椎骨们闹哄哄的声音。

"还有你，看看你的坐姿，像什么样子啊！"椎骨班长看着我说道。我立刻把身子坐直了。

椎骨是由7块颈椎、12块胸椎、5块腰椎、5块骶椎、4块尾椎组成的。

"就因为有你这样的孩子，你知道我们有多辛苦吗？椎骨一旦弯曲真的是一件很可怕的事情。它会导致你的个子很难再长高！"

听到"个子很难再长高"这样的话，我大吃一惊！

"真的吗？"

"啧啧，所以要好好听我说话。个子能长高是因为躯干和腿的骨头都在生长。知道使躯干生长的骨头是什么吗？"

"是椎骨吗？"

"对了，你这不是知道嘛。要想长个儿，我们骨头必须要长；要想让骨头变长，就需要很多钙。所以你要多吃鱼，多喝牛奶和豆奶，想长高就不能偏食。此外，正确的坐姿也是很重要的。知道了吗？"

椎骨班长就像我妈妈，唠唠叨叨，说个不停。这时，突然从后面传来了声音。

"哎哟，你的唠叨能不能到此结束啊？烦死了。"

我抬起头看向窗外，那又是谁啊？

"你好，我是肋骨，是连接椎骨和胸骨的骨头，对心脏和肺都能起到保护作用。跟椎骨说话真是辛苦你了。它们话太多了，像我们这样派出一个来发言不就行了嘛，何必都跑出来说话呢。"

我咯咯地笑了。但是经过仔细观察，我发现肋骨也不比椎骨少多少。

我在骨头地图上数了数。

"哇，肋骨有12对啊！"

"是啊，肋骨有12对，胸骨左右两边各有12块，也就是12对了。"

胸骨和肋骨离得很近，所以经常磕磕碰碰的。其实它们的关系很亲密，就像我和我的同桌一样。

听完肋骨的话，我发觉已经耽误了不少时间，就匆忙告别它们去找胳膊骨了。

正如大腿骨所说的那样，胳膊骨和腿骨长得很像，只是个头儿稍微小了一点儿。手指骨还炫耀自己比脚趾骨长，而且拇指还能转90度，因此手很容易就能抓住东西。

这时响起了警笛声，"硬硬运动"号也跟着乱晃起来，周围都是稀里哗啦的杂音。我一下子摔倒了，在地上滚来滚去，最后好不容易才扶着椅子站了起来，看了看骨头地图。

"啊，骨头的世界在晃动，爱剖老师，爱剖老师！"

胸骨：竖立在胸腔前面正中的骨头，由三个部分组成。

24

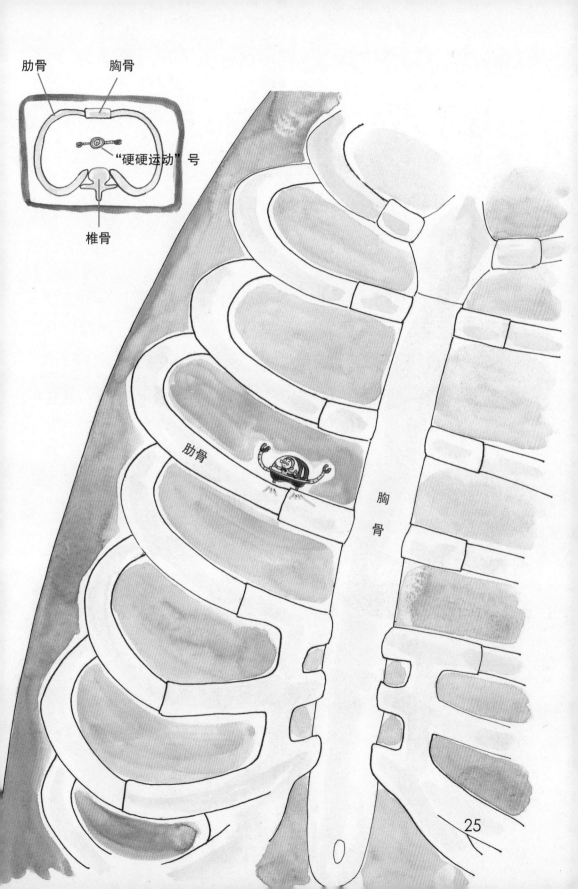

肋骨　　胸骨

"硬硬运动"号

椎骨

肋骨

胸骨

25

我按下红色按钮大喊了起来，随着嗞嗞的声音，电脑屏幕上出现了爱剖老师的脸，但很快又消失了。

"老师，骨头的世界在不停地晃动，是哪里出了问题吗？"

我吓得哭了起来。被关在骨头的世界出不去，那可不是件好事啊。爱剖老师终于又出现在了电脑屏幕上。

"冷静，知道刚刚发生了什么事情吗？肌肉们好像对骨头发脾气了。按绿色的按钮试试吧，你将听见肌肉们的谈话。祝你好运！"

关节和肌肉

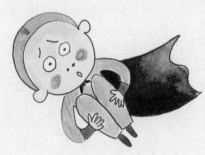

听了爱剖老师的话，我马上按下了绿色的按钮。

我的头都被晃晕了。

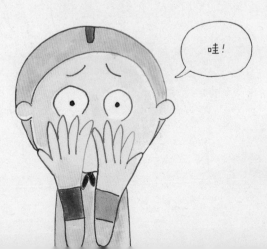

"骨头们真是太可笑了。都不想想是因为有了谁，人的身体才能活动啊！总是想不到我们，只顾着夸自己。"

"哎，等一下，听我说，如果是你们让骨头世界晃动的话，能停一下吗？要是这么一直晃下去的话，'硬硬运动'号会坏的。"

我的话音刚落，肌肉们就立即停止了运动。我扶着椅子的手都软了。

"不好意思，吓坏了吧？我是肌肉们的代表，我叫肱二头肌，的确是我们晃动了骨头的世界。"

"你们能让骨头晃动？"

"是的，如果没有关节和肌肉在骨头与骨头之间连接的话，人体根本不能动弹。但它们总是想不起来我们，光顾着夸自己。哼！"

"这是我第一次听说关节和肌肉的故事。"

"你也真是的，能看到骨头，难道就看不到关节吗？骨头是由关节连接起来的，如果没有关节的话，人有再多的肌肉也是动弹不得的。所以，关节、骨头和我们肌肉都应该是好朋友。"

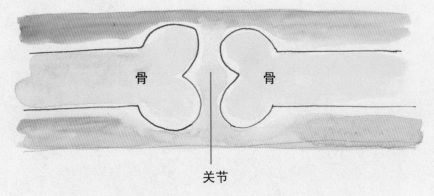

骨　　　骨

关节

什么啊，肌肉刚才还在为骨头的自以为是生气呢，现在又说它们是好朋友？肱二头肌似乎也感到有点儿尴尬。

肱二头肌说道："好了，从现在开始正式讲我的故事吧。'硬硬运动'号，准备出发！"

我跟随着肱二头肌的声音，启动了"硬硬运动"号。

"快来，'硬硬运动'号。现在能看到我了吧？"

我停在了胳膊的肌肉上。到了这儿我才知道，肱二头肌原来是胳膊上的肌肉呀。

"嗯，我能清楚地看到你。但是，你看着不像很有力量的肌肉啊。哈哈。"

"哼，你说什么？我只要用力把胳膊向内弯起来——这样就变成肌肉块了。"

肱二头肌的声音都开始发抖了，可能是因为太用力了，发出了哎哟哎哟的呻吟声。

不过和刚才比起来，它确实强壮了很多，看起来真有点儿像肌肉块了。

"哎，好累啊，你看见了吧。正因为我贴在骨头与骨头之间，所以我一旦收缩起来，关节就会跟着动。关节一动，骨头也就能动了。骨头能动，也就意味着身体能动了。"

肱二头肌骄傲地把胳膊弯起来又伸回去。如果没有肌肉，人类就像植物一样不能动了。肌肉真是太神奇了！

就在这时，伴着噼啵噼啵的声音，地图上脸部肌肉的灯开始不停地闪。

"'硬硬运动'号，面部肌肉有话要对你说。快去看看吧！"

肱二头肌指着我要行进的方向与我告别，我也挥手跟它说再见。按照肌肉地图往上行驶的时候，我看到了远处的面部肌肉。

"是'硬硬运动'号！快来，我等你等得好辛

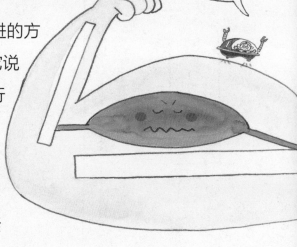

肱二头肌鼓起来了！

苦啊。我和别的肌肉可不一样，所以，你得特意过来看看我才行！"

面部肌肉爽朗地笑着说道。

"你认真听肱二头肌的话了吗？肌肉是贴在哪儿的呢？"

"嗯，是贴在骨头和骨头之间的。"

听了我的回答，面部肌肉露出了满意的微笑。

"是这样的，但我们面部肌肉却不一样哦！我们一边贴着骨头，另一边挨着皮肤。"

"啊，是吗？不过这有什么神奇的吗？"

"当然神奇了！正是因为面部肌肉和皮肤贴在一

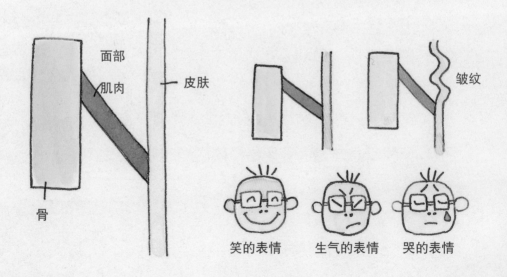

笑的表情　　生气的表情　　哭的表情

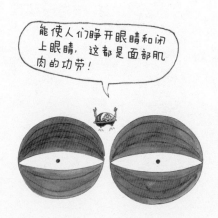

起，所以当面部肌肉收缩的时候，面部皮肤才会跟着动。这样人类就能做出皱眉或者微笑的表情了，而且还能睁眼和闭眼。"

面部肌肉还说，"所有的肌肉都是受神经支配的。"我正在思考神经是什么的时候，一道闪闪发亮的光照进"硬硬运动"号，肌肉们的声音也渐渐消失了。

"'硬硬运动'号，'硬硬运动'号，向体外出发，出发！"

原本一直很安静的"硬硬运动"号发出了声音。

"等一下，我还没跟骨头世界里的朋友们告别呢！"我着急地说道。但是"硬硬运动"号已经飞快地旋转起来，我一瞬间就失去了意识。

当我再睁开眼时，只看见爱剖老师和小朋友们正微笑地看着我。这么快就回来了，唉，真可惜！

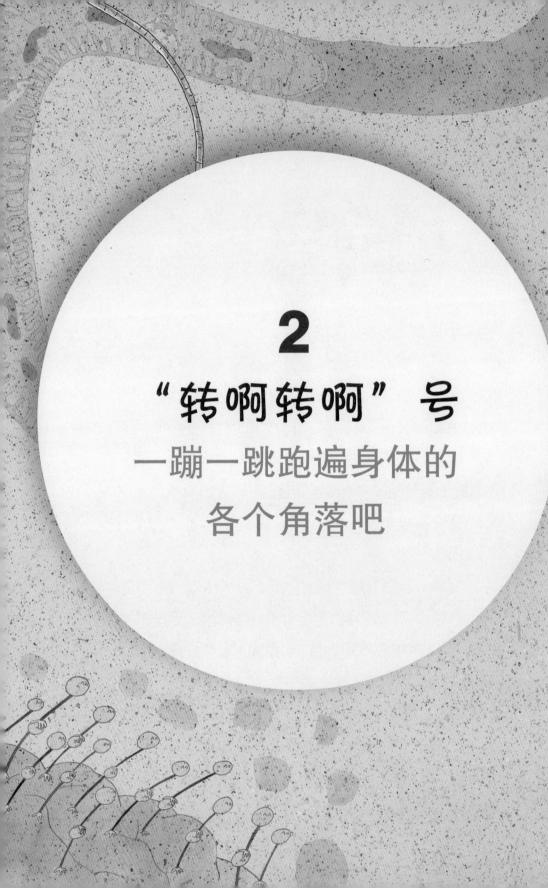

2

"转啊转啊"号

一蹦一跳跑遍身体的
各个角落吧

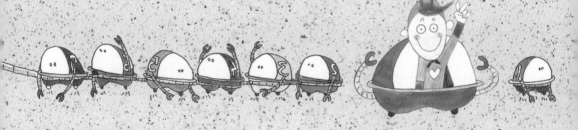

出发！

　　乘坐"转啊转啊"号，我们将会看到，从心脏流出来的血液通过血管输送到身体各处。心脏有节奏地收缩，使得"转啊转啊"号在血管里飞驰。我们还能在血管中见到与病菌战斗的淋巴系统，它们将告诉我们有关身体免疫系统的知识。

怦怦队长，乘坐血液旅行车出发

乘坐"豆豆"1号——"硬硬运动"号——回来的小朋友，真是太帅了。

大家欢呼着，纷纷鼓起掌来。

"'豆豆'2号——'转啊转啊'号将到心脏和血管旅行。有想乘坐'转啊转啊'号的同学吗？"

听完爱剖老师的话，我赶紧举起了手。但是除了我，还有三个小朋友也举了手。

"好，那我来出一道有趣的题，能答对的小朋友就可以乘坐下一艘'豆豆'号了。"

我和其他几个举手的小朋友一起走到了讲台前面。

我的心怦怦地跳了起来，心想要是能出一道我会的题就好了。

"好，开始出题了啊！"

我咽了咽口水。

"在我们的身体胸部的左边，有一个东西不停地跳动着，长得像一个大桃子，名字是两个字，它是——"

"是心脏，心脏！"

我在爱剖老师念完题之前，就大声喊出了答案。

爱剖老师看着我笑了。

哈哈哈，目的达到！我也能乘坐"豆豆"号了！

看把我高兴的，还没介绍自己呢，我叫明明，大家好。

吃了爱剖老师给的药丸之后，我的身体变小了。

坐上"转啊转啊"号之后，我一瞬间就被吸进人体内了。这时，有个声音对我说道：

"'转啊转啊'号，你好吗？我是肺，见到你很高兴。"

"什么？肺？'转啊转啊'号不是要去心脏和血管旅行吗？怎么会来到肺呢？"我不解地问。

"肯定是'转啊转啊'号迷路了。"

"不是的，你来对了。过一会儿载满氧的血液就会涌入肺静脉，从我这儿向心脏出发，到时候你就能去心脏了。"

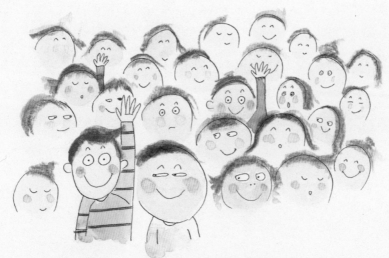

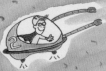

肺静脉：从肺向心脏传送血液的血管。

肺：吸入空气中的氧气，呼出体内的二氧化碳，是人体的呼吸器官。

正如肺说的那样，过了一会儿，载满氧的新鲜血液就朝着肺静脉哗哗地涌进来了。这是肺在给血液补充氧。"转啊转啊"号跟随着从肺部流出的血液驶向了心脏。

咚咚，咚咚，咚咚，咚咚。

"这是什么声音？好奇怪的声音。"

我看着"转啊转啊"号的外面说道。

"你好吗？咚咚，我是心脏的左心房，咚咚，很高兴见到你，咚咚。耳朵贴在胸前时听到的声音就是从心脏传出来的，咚咚。确切地说是心脏瓣

血管：血液流动的管道（动脉血管、静脉血管、毛细血管）。

36

膜发出的声音，咚咚。"

心脏一边发出咚咚、咚咚的声音一边说道。由于声音很大，所以连"转啊转啊"号也随着咚咚、咚咚的声音而晃动起来。

"哇，瓣膜的声音真的好大啊。如果我在家里也像这样咚咚、咚咚地开门或关门的话，早就被妈妈教训了。"

瓣膜给我开门的时候，我迅速从左心房移到了左心室。事实上，我是随着血液流过来的。瓣膜说，血液能在心脏内流动全是它的功劳。

"哇！原来心脏里都是红色的血液啊！"

进入人体世界之前，我很怕看到鲜血。而到这里之后，我却觉得它很神奇，很有生命力。

这时，不知从哪儿传来了窃窃私语。它们在说什么呢？

"什么？咚咚，'转啊转啊'号来到左心室了？咚咚。"

"是啊，我也想尽快见到'转啊转啊'号，咚咚。我们很少有机会能见到从外面世界过来的小朋友啊！咚咚。"

"朋友们，你们好吗？这里是'转啊转啊'号。你

心脏瓣膜：在心脏里防止血液倒流的膜。

们是谁啊？"

我大声问道，但是听不到任何
答复，也许是它们听不见我的声音吧。

"哈哈，咚咚，我是左心室，咚咚。就是你现在
待的地方。看来右心房和右心室对你非常好奇呢，咚咚。
你将会转遍全身，然后重新回到心脏，咚咚。过一会儿就
要出发了，你做好旅行前的准备了吗？咚咚。"

左心室说道。

"等一下，先跟右心房和右心室见个面
再出发可以吗？它们好像对我很好奇呢！"

我操纵着"转啊转啊"号向声音传来
的方向行驶，但一下就撞到了墙上。

右心房

"怎样才能去右心室呢？怎么找不到通
向右心室的门啊？"

"哎哟，咚咚，是'转啊转啊'号吗？咚
咚，我是右心室，咚咚。我们现在还不能见面呢，
咚咚。左心室和右心室不是相通的，咚咚。你
随着血液转遍全身，重新回到心脏的时候，
咚咚，就会进入我们右心房和右心室
了，咚咚。祝你旅行愉快，待会儿见

右心室

动
脉

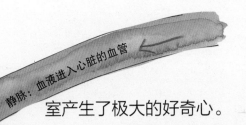

静脉：血液进入心脏的血管

左心房

左心室

动脉

了，咚咚！期待与你的见面哦，咚咚。"

我也对右心房和右心室产生了极大的好奇心。

这时，闪闪的光束照进了"转啊转啊"号。

"系好安全带，系好安全带，抓紧了，抓紧了！"从"转啊转啊"号的高音喇叭里传来了响亮的声音。

这些"豆豆"号似乎都有个怪习惯，不管什么话都要说两遍才行，"硬硬运动"号也是这样。

我系上了安全带，紧紧地抓住了椅子的扶手。这时，聚集在左心室的血液七嘴八舌地讨论起来。

"'转啊转啊'号，你喜欢去游乐场玩吗？从现在开始，行驶速度会相当快哦！你要做好准备啊！你准备好了吗？"

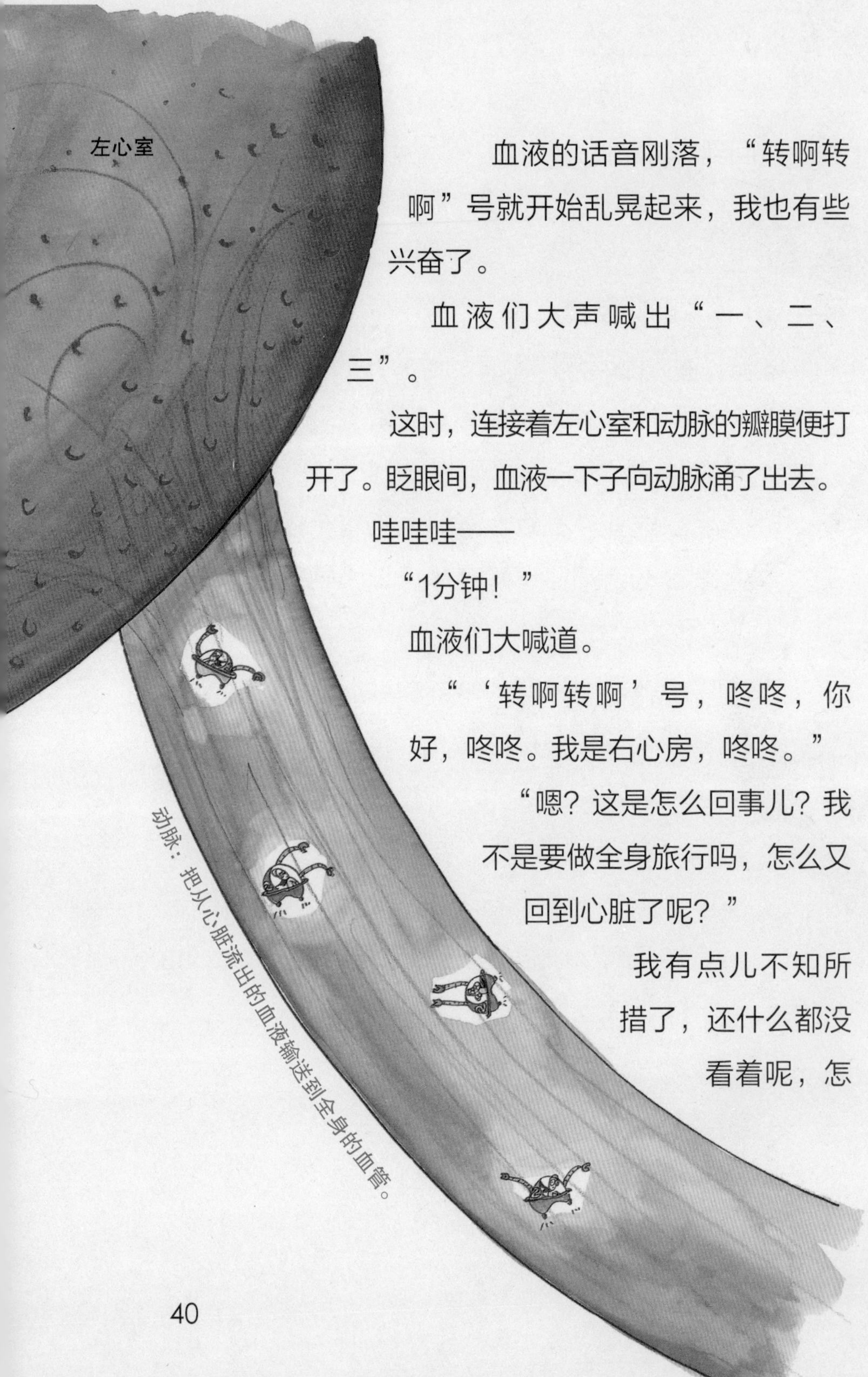

左心室

血液的话音刚落，"转啊转啊"号就开始乱晃起来，我也有些兴奋了。

血液们大声喊出"一、二、三"。

这时，连接着左心室和动脉的瓣膜便打开了。眨眼间，血液一下子向动脉涌了出去。

哇哇哇——

"1分钟！"

血液们大喊道。

"'转啊转啊'号，咚咚，你好，咚咚。我是右心房，咚咚。"

"嗯？这是怎么回事儿？我不是要做全身旅行吗，怎么又回到心脏了呢？"

我有点儿不知所措了，还什么都没看着呢，怎

动脉：把从心脏流出的血液输送到全身的血管。

40

么就又回到心脏了。

"哈哈，咚咚，你已经游遍全身了啊，咚咚。从心脏出发的血液1分钟左右就能转遍全身，然后回到心脏。"

"什么？我这就要回到体外了吗？这也太快了，我还没参观完呢！什么都没有好好看过，太不过瘾了。"

看到我失望的样子，右心房赶快安慰我。

"心脏所做的事情就是将血液传送到全身各个角落。所以，心脏肌肉会不停地跳动。无论是收缩还是舒张，都会发出咚咚、咚咚的声音。"

"那又怎么样！我什么都没看到就又回到了心脏！"

"从心脏流出去的血液通过血管，为全身的各个角落提供氧，并回收二氧化碳和废物。一般情况下，成人体内的血液总量相当于体重的7%~8%。这些血液从心脏流出去再回到心脏，需要花费约1分钟的时间，咚咚。"

在我仍旧气鼓鼓的时候，瓣膜打开了，"转啊转啊"号随即来到了右心室。

"怎么这么没意思啊！我也想像乘坐'硬硬运动'

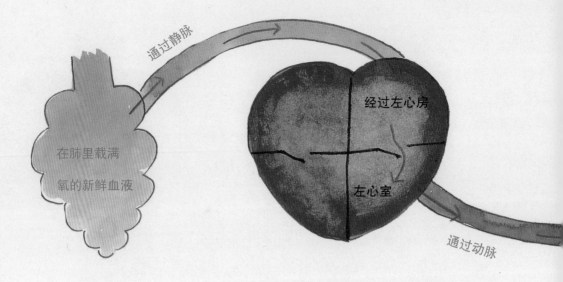

通过静脉

经过左心房

左心室

在肺里载满
氧的新鲜血液

通过动脉

号的小朋友一样和体内的各位朋友说说话，怎么就不行
呢？"

这时，右心室和肺动脉之间的瓣膜又咔嗒一声开启了。

由于血液要向全身提供氧，所以已经累得筋疲力
尽，氧也所剩无几了。于是，"转啊转啊"号与血液一
起回到了肺里。

"我不会这么快就要回体外了吧？简直太扫兴
了！"

肺安慰着几乎要哭起来的我，说道："我再给你一
次机会，这次你可要仔细观察，去体内好好旅行一番再
回来吧。"

"真的吗？谢谢你，肺！"

我高兴极了，"转啊转啊"号也开心得滴溜溜地
转，瞬间发出了闪亮的光。

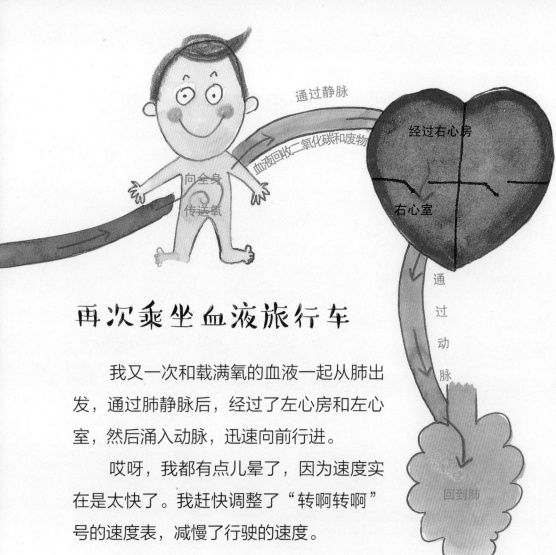

通过静脉

经过右心房

血液回收二氧化碳和废物

右心室

向全身
传送氧

通过动脉

回到肺

再次乘坐血液旅行车

　　我又一次和载满氧的血液一起从肺出发，通过肺静脉后，经过了左心房和左心室，然后涌入动脉，迅速向前行进。

　　哎呀，我都有点儿晕了，因为速度实在是太快了。我赶快调整了"转啊转啊"号的速度表，减慢了行驶的速度。

　　放慢速度后，我就可以看清血液的流动了。

　　咦，似乎从某个地方传来了响声。

　　发生什么事儿了？

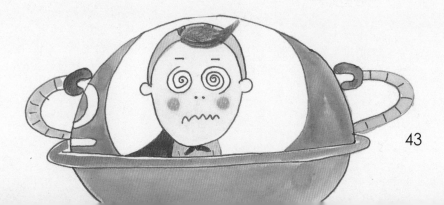

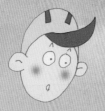 血液里的红细胞、白细胞、血小板和血浆经常吵架。

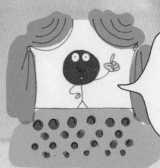

我是红细胞，听好了，我们血液中的不同成分，做的事情也都不一样哦。

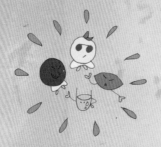

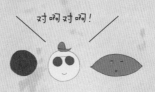
对啊对啊！

红细胞

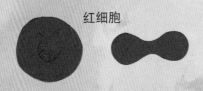

我是红细胞，中间是凹进去的圆盘模样，所以切开之后从侧面看像个哑铃。

白细胞

我是白细胞，样子圆圆的，长得就跟我的名字一样干净。

血小板

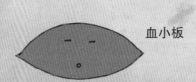

我是血小板，长相是中间凸出来的模样。

血浆

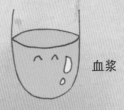

我是哗哗流动的血浆。

44

我能把血液变成红色，而且对搬运氧和二氧化碳起着非常重要的作用，所以班长应该是我。

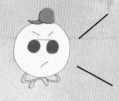

什么啊？我是你们之中唯一带核的，而且还能咕咚咕咚地吃掉体内的细菌，多重要啊！人们都称我为体内警察，所以我更应该当班长。

啊，病菌！ 给我过来！ 咕咚咕咚！

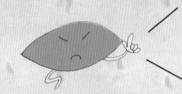

喂，白细胞！不记得昨天血管被划破的时候啦？如果没有我，就不能堵住被划破的血管，血液就会不停地流着。

 滴答，滴答，血管漏了。 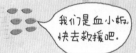 我们是血小板，快去救援吧。 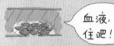 血液，止住吧！

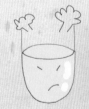

血小板，你觉得这都是你一个人的功劳吗？要是没有我的纤维蛋白紧紧绑住你，你再怎么努力，血液都不可能凝固！哼！所以我才应是班长！

 我是哗哗流动的液体。 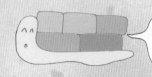 营养物质和废弃物都由我运载着。

"等一下，听你们这样说，我觉得你们都很伟大，你们轮流当班长不就行了嘛。"

　　我对吵着要做班长的红细胞、白细胞、血小板和血浆说道。但是，白细胞突然闹起情绪来，嗖地一下溜到了血管外。

　　"咦？白细胞，你要去哪儿啊？"

　　我正准备驾驶"转啊转啊"号，朝着白细胞溜出去的方向追去，却被血管壁堵住，出不去了。

　　"哼，每次一说白细胞，它就会生气跑到血管外面去。它知道我们都不能穿过血管壁，所以才会那样做。"

　　红细胞愤愤地说道，血小板也点了点头。

　　这时，血浆把"转啊转啊"号围了起来，然后嗖地一下把我们带到了血管外。

　　"哇，刚才怎么也出不去。真是多亏了血浆啊，我们现在终于出来了。真是太感谢你了。"我对血浆说道。血浆听了，高兴地跳起舞来。

我在血管外见到了白细胞。

"白细胞，别生气啦。你和血浆现在要去哪儿啊？重新回到血管里吗？"

白细胞依然很生气，根本不搭理我。

血浆在一旁回答道：

"我和白细胞要去装满淋巴细胞的淋巴管里面。你也要一起去吗？"

"好啊！"

"路上有点儿危险，所以，你要紧跟着我们哦。"

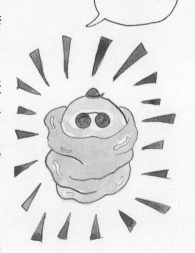

我点点头启动了"转啊转啊"号。

在跟随血浆和白细胞准备进入淋巴管的时候，我看到了一个有趣的场景。血浆和白细胞们在淋巴管前大声喊道：

"血浆！白细胞！合体！"

接着，血浆和白细胞的名字

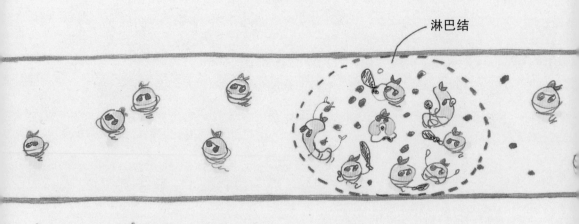

淋巴结

也换了，变成了“淋巴”这个酷酷的名字。淋巴们流进了淋巴管里，我也随着它们进去了。

“不过，淋巴是什么啊？”

我好奇地问道。

“淋巴指的是淋巴细胞和血浆。淋巴细胞是一种白细胞。我们淋巴细胞不仅可以消除入侵到人体内的细菌，还可以消灭对人体有害的细胞或者物质。来，看看电脑屏幕吧！”从淋巴管里传来一个低沉的声音回答道。

我向“转啊转啊”号上的电脑屏幕看过去。伴随着嗞嗞的声音，电脑屏幕上很快就出现了图像。

我觉得淋巴真的很酷，因为它能保护我们的身体。就在这时，我们进到了位于淋巴管中间的淋巴结，“转啊转啊”号突然遇见了很多细菌。

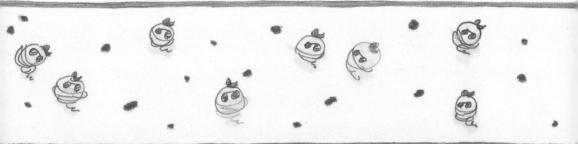

淋巴管 ←

细菌对淋巴细胞大喊：

"哼，竟然要杀死我们？我们会战斗到底，你们等着瞧吧。"

淋巴细胞扑向细菌说道：

"该死的坏蛋，绝不能饶了你们。"

淋巴细胞扑向了细菌，它们打得天昏地暗。

看到它们打得这么激烈，胆小的我只好躲到角落里。进入淋巴结的细菌一个接着一个死掉，看得我都很紧张。战斗僵持不下，淋巴结渐渐肿了起来。

我小心翼翼地启动了"转啊转啊"号，心想要尽快逃离这个地方。

"喂，那边是谁？"

有一个淋巴细胞向我冲了过来，似乎是把我当成细菌了。

"等一下，淋巴细胞。我不是细菌，我是来体内旅行的。"

"别狡辩了。细菌还要旅什么行？"

"转啊转啊"号亮起了闪闪的红灯，从外面传来了围攻"转啊转啊"号的声音。照这样下去，我真的会被错当成细菌打死的。

我一直按着红色的按钮，想要呼叫爱剖老师，但是没有用。

"'转啊转啊'号，想想办法吧。这样下去，我们两个都要被打死了。呜呜——"

就在这时，嘈杂的外面突然安静下来。我睁开眼睛望向窗外。

"'转啊转啊'号，能进到淋巴结里，真是辛苦你了。刚才不是说过要跟紧我嘛！"

原来是把我带进淋巴管的那个淋巴细胞。它跟别的淋巴细胞解释了一番，证明我并不是细菌，然后带着我离开了淋巴结。

我毫发无伤地驾驶着"转啊转啊"号向静脉流过去。静脉里的血液转遍了全身，将氧都消耗掉的血液已经筋疲力尽，慢慢地流回到心脏。

"'转啊转啊'号，很高兴再次见到你。这次的体内旅行有趣吗？"

　　心脏的右心房问道。

　　"当然了。虽然经历了一些吓人的事情，但还是挺有趣的。"

　　我和心脏告别之后进入了肺动脉，然后到达了肺。这时，传来了噼啵噼啵的声音。

　　"要出去了，要出去了。向体外，向体外！"

　　"转啊转啊"号大声说道。

　　"肺，再见了。非常感谢你给我这次体内旅行的机会。"

　　我向肺挥了挥手。"转啊转啊"号瞬间就回到了教室。不知不觉间，我已经变回了原来的样子。小朋友们用羡慕的目光看着我！

　　啊，真的回来啦！嘻嘻！

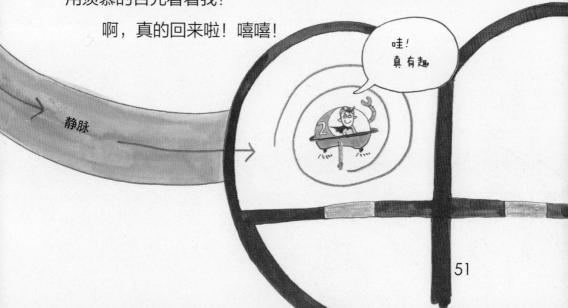

静脉

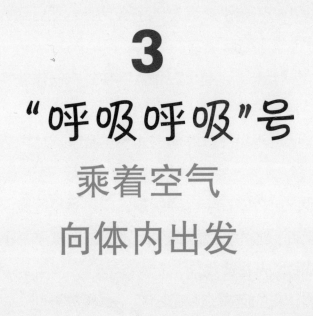

3

"呼吸呼吸"号

乘着空气
向体内出发

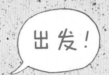

出发！

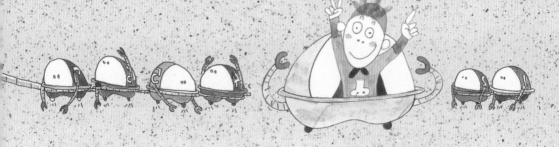

　　"豆豆"号船队的第三艘旅行船是"呼吸呼吸"
号。它将会告诉我们进入人体内的空气都做了些什么，
以及我们为什么要做"吸进又呼出空气"的动作。通过
"呼吸呼吸"号我们还可以了解到吸烟对人体的危害。

呼哧大王，
向鼻孔出发

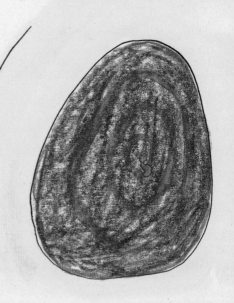

小朋友们，你们好，我是东东。

很可惜，我没能乘坐上"转啊转啊"号。上次回答得再稍微快一点点的话，我就能驾驶"转啊转啊"号了。"豆豆"号还剩5艘，所以这次我一定要飞快地答对问题！

爱剖老师出题了。

"来，这次的题目是：两个挨在一起的、有毛的孔。这是什么呢？"

啊，旁边的小朋友比我先举起了手。哎呀！

"是耳洞！"

"不对。"

54

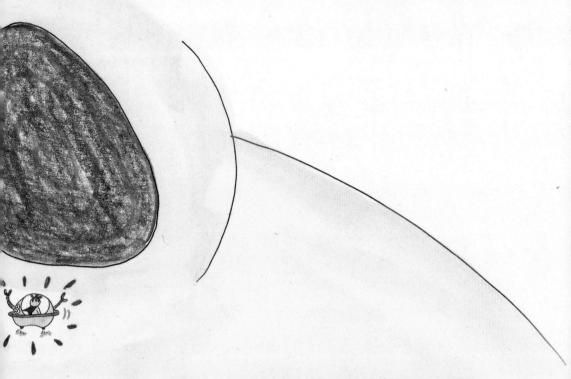

　　"咦，不是吗？是两个啊，耳朵里还有汗毛，而且是孔啊。"

　　我迅速地举起手喊道：

　　"是鼻孔！对吧？"

　　我盯着爱剖老师的眼睛，握紧了双手。"拜托你一定要说我答对了，谢谢你了！"我在心里默默祈祷。

　　"正确。"

　　哇，我答对了！能乘坐"呼吸呼吸"号了，我高兴得手舞足蹈。

　　好了，我终于也能去人体内旅行了！

　　但是，怎么回事儿呢？"呼吸呼吸"号没有进入体

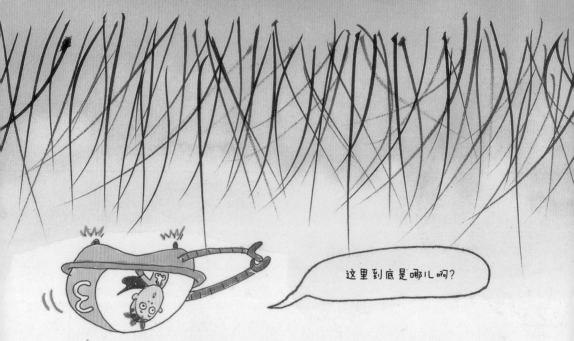

内，而是一直飘浮在空中。好像是哪里出了问题！如果一直这么飘着的话，万一刮起大风来可怎么办？啊，想想都吓人。因为"豆豆"号太小，爱剖老师也不一定能找到。早知道会这样，我就不坐"呼吸呼吸"号了。呜呜！

我大声哭了起来。这时，"呼吸呼吸"号突然动了起来，然后一下被吸进了一个大大的洞穴里，就像玩过山车那么刺激。

"这里到底是哪儿啊？"

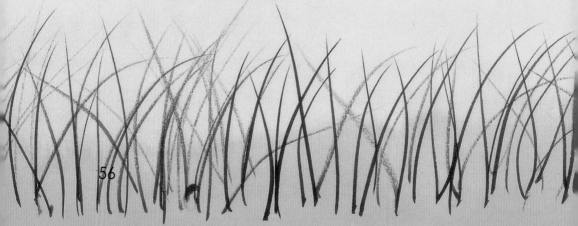

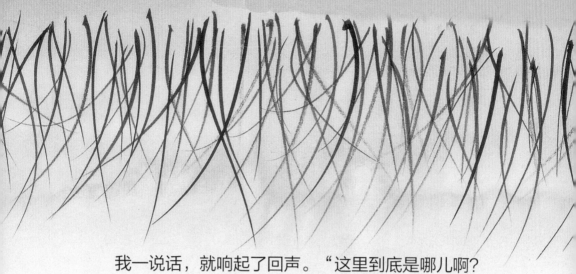

我一说话，就响起了回声。"这里到底是哪儿啊？这里到底是哪儿啊？……"

"'呼吸呼吸'号！欢迎你来到鼻子王国！"

"鼻子王国？那么，这个大大的洞穴就是鼻孔吗？"

这下我才放下心来，终于找对地方了。鼻孔内部的鼻毛都轻轻地晃了晃自己的身体，来表达对"呼吸呼吸"号的热烈欢迎。

"呼吸呼吸"号在我的操作下动了起来。在体外不听话的家伙，进入鼻子里面可真乖啊。我乘坐"呼吸呼吸"号在鼻子王国里到处转了转。

"鼻子啊，在外面看你和在里面看真的很不一样。

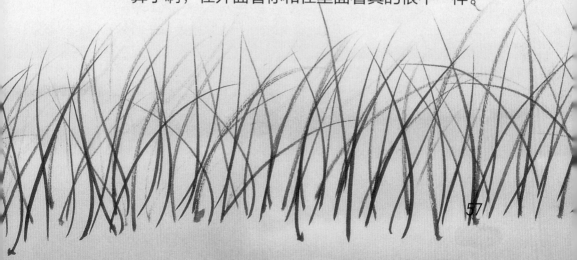

里面长得真复杂啊。"

"嗯，我们就是长这样子，长这样子，长这样子。"

鼻子带着回音答道。

很快，"呼吸呼吸"号的电脑屏幕上显示出了帅气的鼻子王国地图。

"看好了，你就在这附近。"

屏幕上有一个闪闪发光的红点。这就是"呼吸呼吸"号现在所处的位置。

"呵呵，真有趣，我竟然真的进入了鼻子里面。不过，你的构造为什么这么复杂啊？"

"呵呵，这都是有原因的，有原因的，有原因的。正因为我构造复杂，所以当外面的冷空气进入鼻子内部后，就会变得温暖而又湿润。这样肺才会高兴。你是不是也更喜欢温暖，而不喜欢冰冷呢？肺

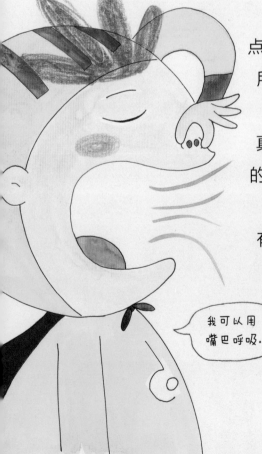

我可以用嘴巴呼吸.

也是。"

"啊，原来是这样啊。但是，我用嘴也能呼吸啊，你想看看吗？"

我捏紧鼻子，用嘴呼吸了起来。

"这样不好，要用鼻子呼吸。因为嘴的内部构造不像鼻子那样复杂，所以不能使空气变暖。那样肺就会不高兴。你和朋友们一起踢足球或者长时间跑步的时候，都要用鼻子呼吸。知道了吗？"

"不过，鼻子啊，这个凹凸不平的东西是什么呀？"

"这个吗？这个是能闻到气味的感受器，长在鼻子的上部。'呼吸呼吸'号，让我来闻闻你有什么味道吧。"

鼻子发着哼哼的声音动了起来。与此同时，"呼吸呼吸"号也跟着鼻子动了起来。

"来，'呼吸呼吸'号。现在我要深吸一口气了。你随着这口气去体内看看吧，看看吧，看看吧。那会是一次很有趣的旅行。"

我的心跳开始加速了。

"谢谢你，鼻子！"

"呼吸呼吸"号向支气管出发

这时，"呼吸呼吸"号在空气中浮了起来，然后又像刚才一样嗖地一下被吸了进去。速度太快了，以至于我都没有反应过来。"呼吸呼吸"号经过咽、喉、气管，到达了支气管。咽向我打招呼道："你好。"喉呵呵地对我笑。气管赞扬道："'呼吸呼吸'号长得真可爱啊。"

因为经过咽、喉和气管的速度太快了，我都没来得及和它们多说几句话，就已经通过支气管到达了肺泡。

到达肺泡之后，"呼吸呼吸"号就停住了。

"好累啊，好累啊。"

从"呼吸呼吸"号的扩音喇叭里传来了轻微的声音，我也笑了起来。因为这是我第一次听到"呼吸呼吸"号传来的声音。声音真的非常小！

"'呼吸呼吸'号，你终于来了。我是肺泡，一路上辛苦了。"

我抬起头望向窗外。天啊，怎么会这样？外面有好多好多肺泡。实在是太壮观了。

"我们通过呼吸来得到空气中的氧。然后血液会载

咽通过嗓子眼儿传送空气和食物，气管将空气传送到肺部，喉连接着气管和咽。

60

着氧经过心脏和全身，哪里需要氧就供给到哪里，并回收二氧化碳。回收的二氧化碳在呼气的时候就被排出体外了。"

肺泡说起话来很是亲切。

"膈啊，这里来了一位新朋友，你也来打个招呼吧。"肺泡对膈说道。

"唉，麻烦死了！我现在正忙着收缩和舒张呢。你也知道我没空闲聊。爱剖老师呼吸的时候，我得一直收缩和舒张啊！"

我听了膈的话，吃惊地问道：

"什么？爱剖老师呼吸的时候？"

"怎么还有这么笨的孩子啊！这是爱剖老师的身体，当然是爱剖老师呼吸的时候了。我没空闲聊啦。哼！"

膈真是个没礼貌的家伙。人家心脏也没休息，也在不停地工作啊！

"我以前真的不知道。那么，之前他俩也都是进入爱剖老师的体内旅行的吗？"

"不然是谁的呢？你真是个话多又麻烦的孩子。我得工作了，你去别的地方玩吧！"

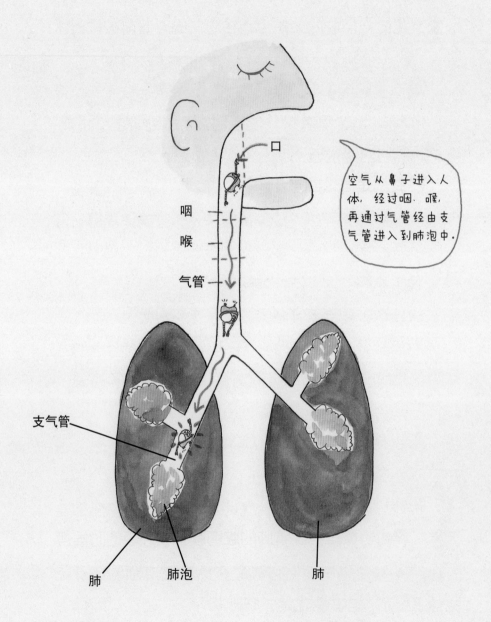

膈爱搭不理的态度让我有点儿难过。

这时，我看到肺上面布满了黑点儿。

"这些黑点儿是什么啊？"我问肺。

"唉，别提了。爱剖老师让我伤心死了。医生反复跟他说过我在逐渐变黑，都没有用。他不听话！"

肺深深地叹了一口气。

"到底是怎么回事儿啊？"

"就是因为爱剖老师经常吸烟，我才会变黑的。"

"哇，这些黑点儿都是吸烟弄的？真的太过分了。肺啊，我长大了一定不吸烟，我对你发誓。"

"你的肺真是太幸运了。真让我羡慕啊。"

肺再一次深深叹了一口气。肺的身体上面有一些黑点儿，看着都很可怜。

"我和肺的关系很好。"

不知从哪里传来了一个甜蜜的声音。

"你是谁啊？"

我问道。

"嘻嘻，我是包裹着肺的脏胸膜，在呼吸的时候帮助肺运动。因为我们关系亲密，所以才会包裹着肺并帮助它。我的内部流动着许多润滑液。"

"哇，肺真幸福。你有与你这么要好的脏胸膜，所以不要伤心了。"

我拿起"呼吸呼吸"号的夹子手拍了拍肺。

"怎么不回答呢？肺？"

我一叫它，同时传来了两个"嗯"的应答声。

"咦？你也像鼻子一样说话有回音吗？怎么有两个声音呢？"

这时，传来了咯咯的笑声。

"当然了，肺有两个嘛。刚才和你打招呼的是右肺，而我是左肺。右肺比较在意外表，所以才会为长在身上的黑点儿而伤心。当然，黑点儿也确实对健康有害。"

"哎呀，你们是长得一模一样的双胞胎啊，好棒哦！"

"我们长得才不一样呢。好好看看这幅图。我长得比右肺小。因为心脏靠近我这边，也就是靠左边。"左肺说道。

"哎哟，还真是啊。"

"'呼吸呼吸'号，你怎么还在这里闲聊呢？该呼气了。"膈大声说道。

"嗯？现在要呼气？"

我话还没说完，"呼吸呼吸"号就冲过支气管、气管、喉、喉咽、口咽、鼻咽、鼻腔，一下子出来了。真的就是一瞬间的事儿。

　　"呼吸呼吸"号就像刚开始那样，又飘在了空气中。在"呼吸呼吸"号前面，有两个大大的洞穴，也就是鼻孔。

　　"体内旅行貌似已经结束了。有点儿可惜啊。"

　　就在这时，"呼吸呼吸"号又和空气一起被吸进了鼻孔里。在鼻孔和肺之间来回了好几次，怎么也停不住。

　　"哇，我都晕了。别再呼吸了，爱剖老师！"

　　我的眼泪像断了线的珠子似地流了下来。

　　"咦？"

　　突然，朝着鼻孔向上行驶的"呼吸呼吸"号好像被什么东西给挡住了，怎么动也动不了。

　　从外面传来了响亮的嗡嗡声。

　　"呼吸呼吸"号随着那声音抖了起来。

　　"呼吸呼吸"号应该是被卡在了咽喉间狭窄的声带里。

　　这时，电脑屏幕上出现了爱剖老师的脸。

　　"旅行有趣吗？哈哈。"

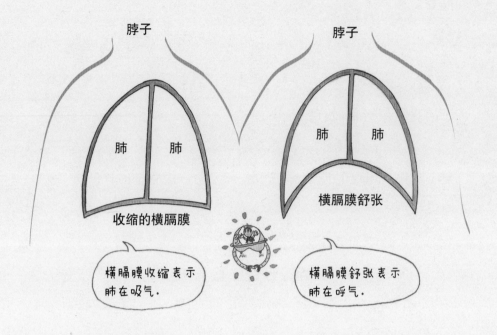

脖子　　　　　　　　　脖子

肺　　肺　　　　　　　肺　　肺

横膈膜舒张

收缩的横膈膜

横膈膜收缩表示
肺在吸气。

横膈膜舒张表示
肺在呼气。

　　爱剖老师说话时，"呼吸呼吸"号也一直在抖。

　　"嗯，非常有趣。但是，为什么'呼吸呼吸'号一直在抖呢？"

　　"那是因为我在说话。喉部有两个叫作声带的膜，从肺流出来的空气要从这两个膜之间通过。如果声带之间距离变窄的话，呼出去的空气就会使声带褶皱振动，这样就能发出声音了。'呼吸呼吸'号就是卡在了这里。"

　　爱剖老师解释得既生动又清楚。这时，"呼吸呼吸"号又跟着声带一起抖了起来。

"然后，把那个声音说出来的就是嘴了。"

爱剖老师说完，深吸了一口气，又呼了出来。我也跟着一起回到了体外。

"呼吸呼吸"号发出嗡嗡的嘈杂声，然后把我吐了出来。我的身体也随之变大了，又回到了原来的样子。

"啊，真是太有趣啦！"

我咯咯地笑着说道。

爱剖老师看着我，擤了擤鼻涕。好像是"呼吸呼吸"号把他鼻子里面给弄痒痒了。

我看着爱剖老师的鼻子挥了挥手：

"再见，鼻子！"

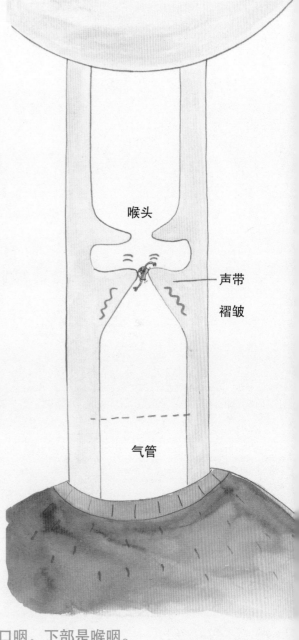

喉头

声带

褶皱

气管

咽的上部是鼻咽，中部是口咽，下部是喉咽。

4

"吃喝拉撒"号
吃进体内的食物，
是怎样消化、排出体外的

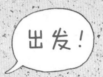

出发！

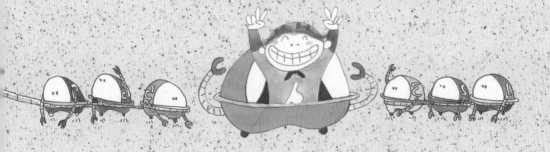

"吃喝拉撒"号将跟随食物进入体内。

这些孩子中最喜欢吃的孩子将被选去进行消化系统旅行。

但是，和好吃的食物一起旅行就会碰到好事吗？

跟着"吃喝拉撒"号去看看食物进入体内后将会发生什么事情吧！

吧唧大王，吃东西很重要

看到"呼吸呼吸"号艰难地从体内出来后，小朋友们都有点儿犹豫了，到底还要不要乘坐"豆豆"号呢？他们应该是怕无法从体内出来吧。这样反而更好，因为剩下的"豆豆"号只有4艘，而没乘坐过"豆豆"号的小朋友却还有7个。

这次我一定要乘坐"吃喝拉撒"号，因为没有比我更喜欢食物的小朋友啦。朋友们都嘲笑我吃得多，我也喜欢吃饭。如果让我猜食物的名称的话，我有信心得第一。

我叫乐乐，大家好。

"眼睛都开始放光了，越来越起劲儿了啊。这次要出什么题目呢？嗯，就这个好了。"

爱剖老师想了一会儿，像是想出了好题目，然后看着我们笑了。

"有一种东西在人的体内，非常坚硬，会发出响声，能把食物磨碎——"

"齿！哎呀，太容易了，老师。哈哈哈。"

真讨厌。老师还没说完题目，就有一个小朋友举起手抢答了。老师竟然出这么简单的题目，我伤心得肚子都饿了。

"呃，怎么办啊，好像有点儿不对。"

有了！

"老师，我来！正确的答案是牙齿。'牙齿'不应该说成齿，而应该说'牙齿'或者'牙'才对。"

我一本正经地答道。喊出"齿"的孩子瞪大了眼睛，一脸很冤枉的表情。

"答对了，来，就选你乘坐'吃喝拉撒'号了！"

呃，饭桌上的食物突然变得大得吓人。不对，是因为我变小了。要是真的有怎么吃也吃不完的超大食物就好了。呵呵！

就在这时，大大的苹果被咬了一口，然后和"吃喝拉撒"号搅和在一起。

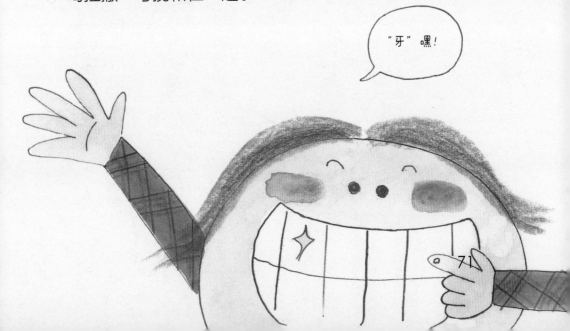

"牙"嘿！

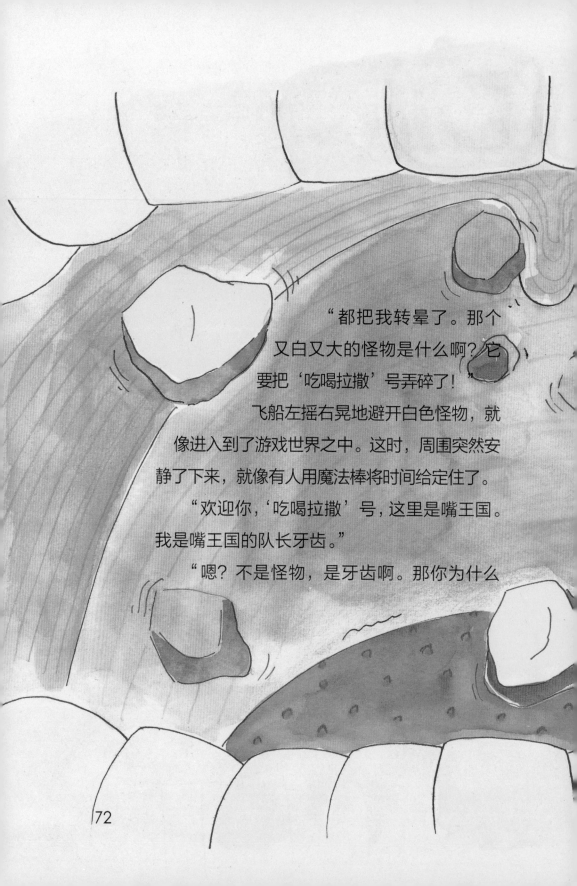

"都把我转晕了。那个
又白又大的怪物是什么啊？它
要把'吃喝拉撒'号弄碎了！"

　　飞船左摇右晃地避开白色怪物，就
像进入到了游戏世界之中。这时，周围突然安
静了下来，就像有人用魔法棒将时间给定住了。

　　"欢迎你，'吃喝拉撒'号，这里是嘴王国。
我是嘴王国的队长牙齿。"

　　"嗯？不是怪物，是牙齿啊。那你为什么

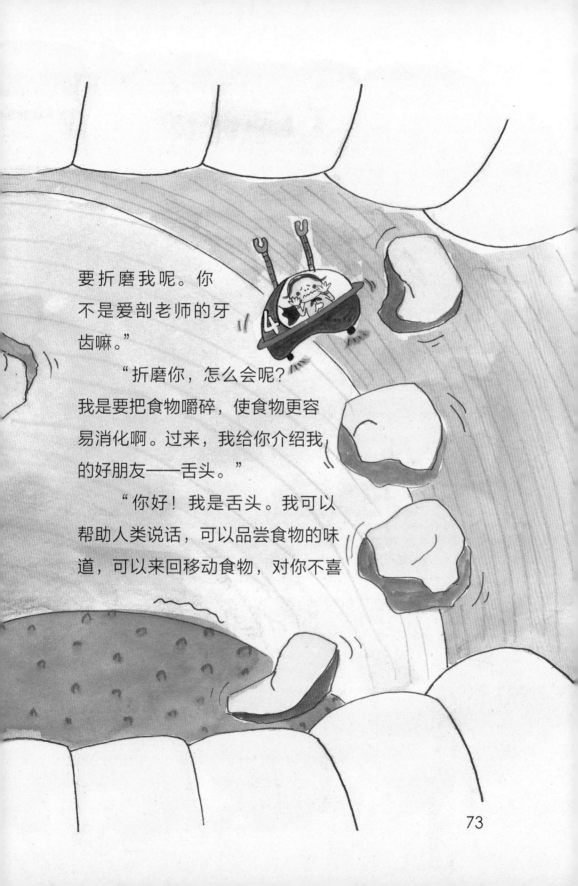

要折磨我呢。你
不是爱剖老师的牙
齿嘛。"

"折磨你，怎么会呢？
我是要把食物嚼碎，使食物更容
易消化啊。过来，我给你介绍我
的好朋友——舌头。"

"你好！我是舌头。我可以
帮助人类说话，可以品尝食物的味
道，可以来回移动食物，对你不喜

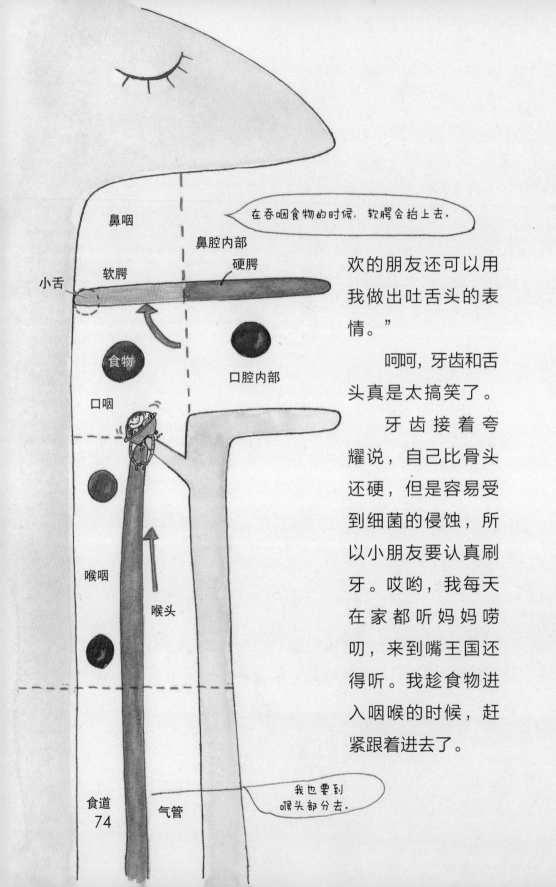

欢的朋友还可以用我做出吐舌头的表情。"

呵呵，牙齿和舌头真是太搞笑了。

牙齿接着夸耀说，自己比骨头还硬，但是容易受到细菌的侵蚀，所以小朋友要认真刷牙。哎哟，我每天在家都听妈妈唠叨，来到嘴王国还得听。我趁食物进入咽喉的时候，赶紧跟着进去了。

"哎哟，快上去，加油。"

"咦？你是谁呀？"

"啊，这儿是上腭。平时你张嘴说'啊'的时候就能看到我，前半部分是由骨头组成的硬腭，而我是由肌肉构成的软腭。还有，这个部分是小舌。"

我问道："那你这是要上哪儿啊？"

"这个啊。咽下食物的时候，我得上去堵住鼻腔内部和嘴的连接处。要不然食物会进入鼻腔内部，人就会打喷嚏。阿嚏！就像这样。"

软腭的话音刚落，喉头就从底下嗖地蹿上来了，并说道：

"不只是你上去，我也得上去。如果食物通过喉头，人就会咳嗽了。"

每次咽下食物时都要上上下下忙碌的软腭和喉头，都是很有趣的朋友啊。我经过几番上上下下之后，终于通过了食道。

胃都没发现"吃喝拉撒"号来了，还在唱着歌认真地做运动。"吃喝拉撒"号和食物在胃里与消化液混在了一起。

幸好"吃喝拉撒"号是由特殊材料制造的，所以不会像食物那样被消化掉。

但是看着电脑，我还是放心不下。胃呼噜呼噜不停地蠕动着，突然说："啊，失误，制造的酸液太多了。呜呜，胃壁要垮掉了，怎么办啊？"然后，胃开始哭了起来。当然，呼噜呼噜的运动并没有停止。

"胃，你为什么哭啊？"

胃回答我说："酸液的力量非常强大，如果量过多的话，胃就会得一种叫胃溃疡的病。哎哟，要是胃壁垮掉了，胃肯定特别疼。"

我想在"吃喝拉撒"号也被弄坏之前赶紧离开胃，但是，能从胃出去的门关得紧紧的，根本没办法出去。

"稍等一下，我的名字是括约肌。我的工作是把停留在胃里的食物传递给肠。胃在工作的时候，我得把门关上，等胃的工作结束之后才能开门把食物送出去。"

括约肌话音刚落，"吃喝拉撒"号就滑了下去。

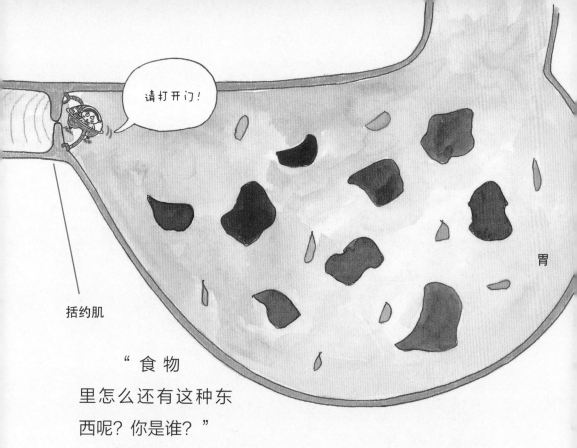

括约肌

胃

　　"食物里怎么还有这种东西呢？你是谁？"

　　肠子居然会主动跟我搭话，体内世界真是个有趣的地方呀！

　　"嗯，我是'吃喝拉撒'号，正在和食物一起在体内旅行。这是爱剖老师的杰作。"

　　"哦，是这样啊。我是小肠的第一部分，叫作十二指肠。"

　　"为什么叫十二指肠？"

　　"因为我的长度和12个手指的长度差不多。而且，我这里会流出消化腺分泌的消化液。"

　　"等一下，消化腺是什么？消化液又是什么？"

　　消化液：帮助消化食物的液体。

人想要活下去，就得吃饭。张嘴，啊……

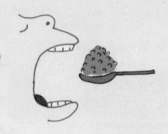

消化就是将吃下去的食物进行分解，再吸收其中的营养物质的过程。而消化系统就是帮助人体消化食物的器官。

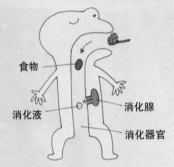

食物

消化液

消化腺

消化器官

消化系统可分为消化器官和消化腺。其中，消化器官是食物移动的通道，而消化腺的功能则是分泌可以消化食物的消化液。

消化器官包括如下几个部分：

消化腺包括唾液腺、肝脏和胰腺等。

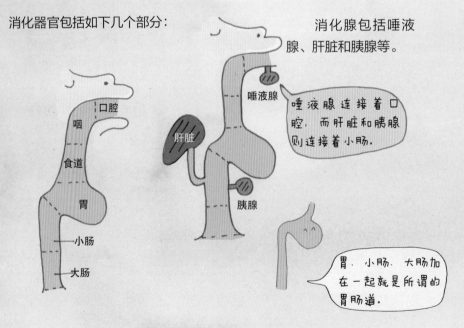

口腔

咽

食道

胃

小肠

大肠

唾液腺

肝脏

胰腺

唾液腺连接着口腔，而肝脏和胰腺则连接着小肠。

胃、小肠、大肠加在一起就是所谓的胃肠道。

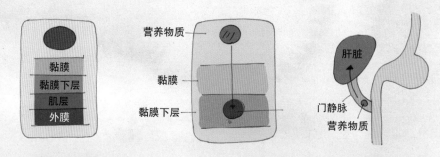

胃肠道管壁由黏膜、黏膜下层、肌层、外膜组成。

食物中的营养物质会经过黏膜，被黏膜下层的血管吸收，然后再通过门静脉，移动到肝脏中去。

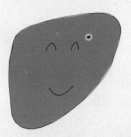

我是肝脏，会把营养物质储存起来，然后在需要的时候，将营养物质送往身体的各个部位。

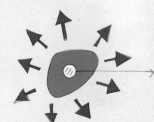

我是肝脏里的营养物质。现在，向全身出发！

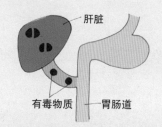

对了，胃肠道在吸收的过程中，会先把其中的有毒物质留在肝脏里，然后再把营养物质送往身体的各个部位。

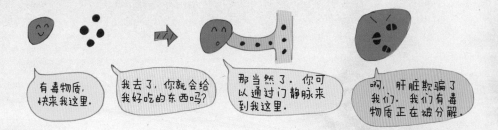

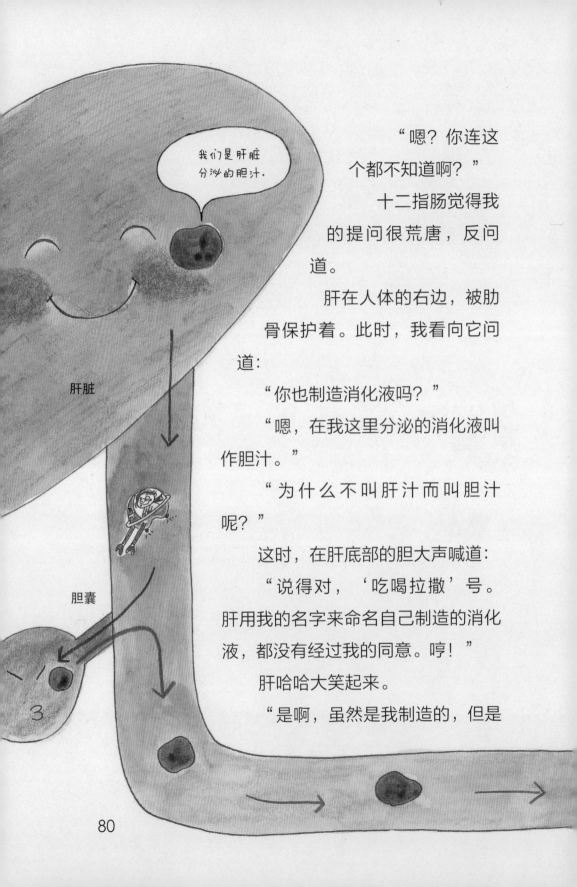

我们是肝脏分泌的胆汁。

肝脏

胆囊

"嗯？你连这个都不知道啊？"

十二指肠觉得我的提问很荒唐，反问道。

肝在人体的右边，被肋骨保护着。此时，我看向它问道：

"你也制造消化液吗？"

"嗯，在我这里分泌的消化液叫作胆汁。"

"为什么不叫肝汁而叫胆汁呢？"

这时，在肝底部的胆大声喊道：

"说得对，'吃喝拉撒'号。肝用我的名字来命名自己制造的消化液，都没有经过我的同意。哼！"

肝哈哈大笑起来。

"是啊，虽然是我制造的，但是

却叫作胆汁。那是因为我制造的消化液要先进入胆，等其变得更浓之后再流出来。呵呵。"

肝知道得多，要做的事情也很多。我不想打扰它，便和胆汁一起重新回到了十二指肠。

"原来胆汁是绿色的啊。"

"哈哈，是啊。绿色的胆汁和吃的食物混合在一起，就变成大便的颜色了。如果没有胆汁，大便的颜色就跟食物的颜色一样了。"

呃，怎么突然说起大便来了，十二指肠好恶心啊。

"哎哟，这有什么恶心的？一个人想要健康，不仅要吃得好，而且还要排泄得好。一会儿，你也会变成大便的。"

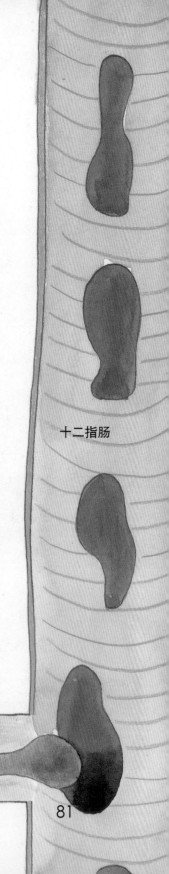

十二指肠

81

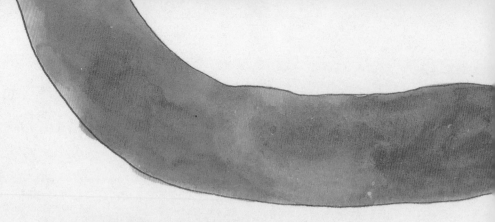

十二指肠和我开起了玩笑。

我跟十二指肠告别后，继续我的旅程。

"'吃喝拉撒'号，欢迎你来到空肠。"

这真是个搞笑的名字。是因为肠子是空着的，所以才叫空肠吧。

"对了，你好聪明啊。你待会儿还要去回肠。让我来告诉你我和回肠的区别吧。"

"我们空肠多用来消化和吸收食物，所以我的肠壁比回肠壁更厚，皱纹也更多。但是由于食物停留的时间很短，所以大部分时间我这里都是空着的，因此叫空肠。"

和我一起旅行的食物有很多都被空肠吸收了。当然，由于胆汁的缘故，食物残渣的颜色也变了。我们通过小肠的回肠部分来到了大肠，一路上蠕动得非常慢。弯弯曲曲的小肠实在是太长了。人体内竟然有长达6米的肠子，令我感到非常惊讶。

这时，大肠说道：

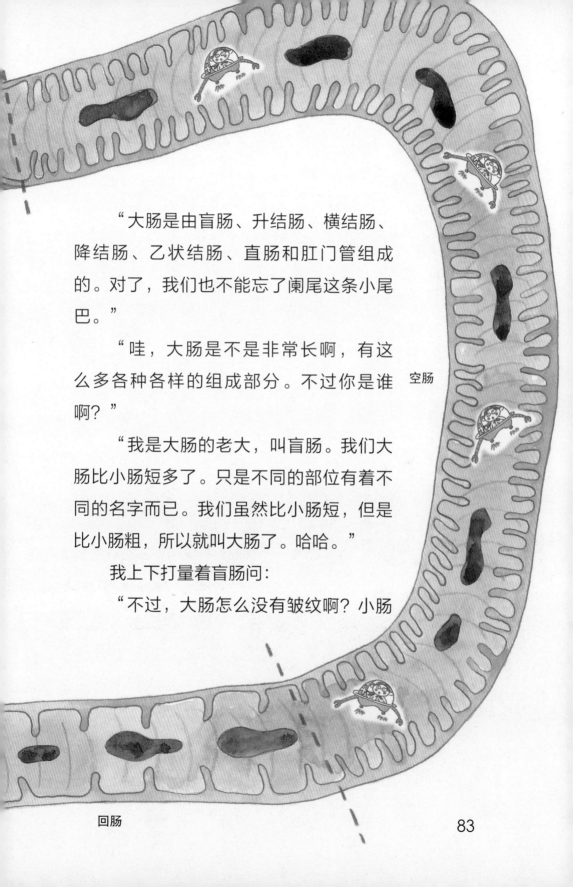

　　"大肠是由盲肠、升结肠、横结肠、降结肠、乙状结肠、直肠和肛门管组成的。对了，我们也不能忘了阑尾这条小尾巴。"

　　"哇，大肠是不是非常长啊，有这么多各种各样的组成部分。不过你是谁啊？"

空肠

　　"我是大肠的老大，叫盲肠。我们大肠比小肠短多了。只是不同的部位有着不同的名字而已。我们虽然比小肠短，但是比小肠粗，所以就叫大肠了。哈哈。"

　　我上下打量着盲肠问：

　　"不过，大肠怎么没有皱纹啊？小肠

回肠

横结肠

升结肠

有很多呢。"

　　"那是因为大肠几乎不参与食物
的消化和吸收。我们只吸收食物里的水
分。呵呵。"

　　这时，在远处的回肠大声说道：

　　"如果没有小肠，人就会死，但如
果没有大肠，人是不会死的。哈哈。"

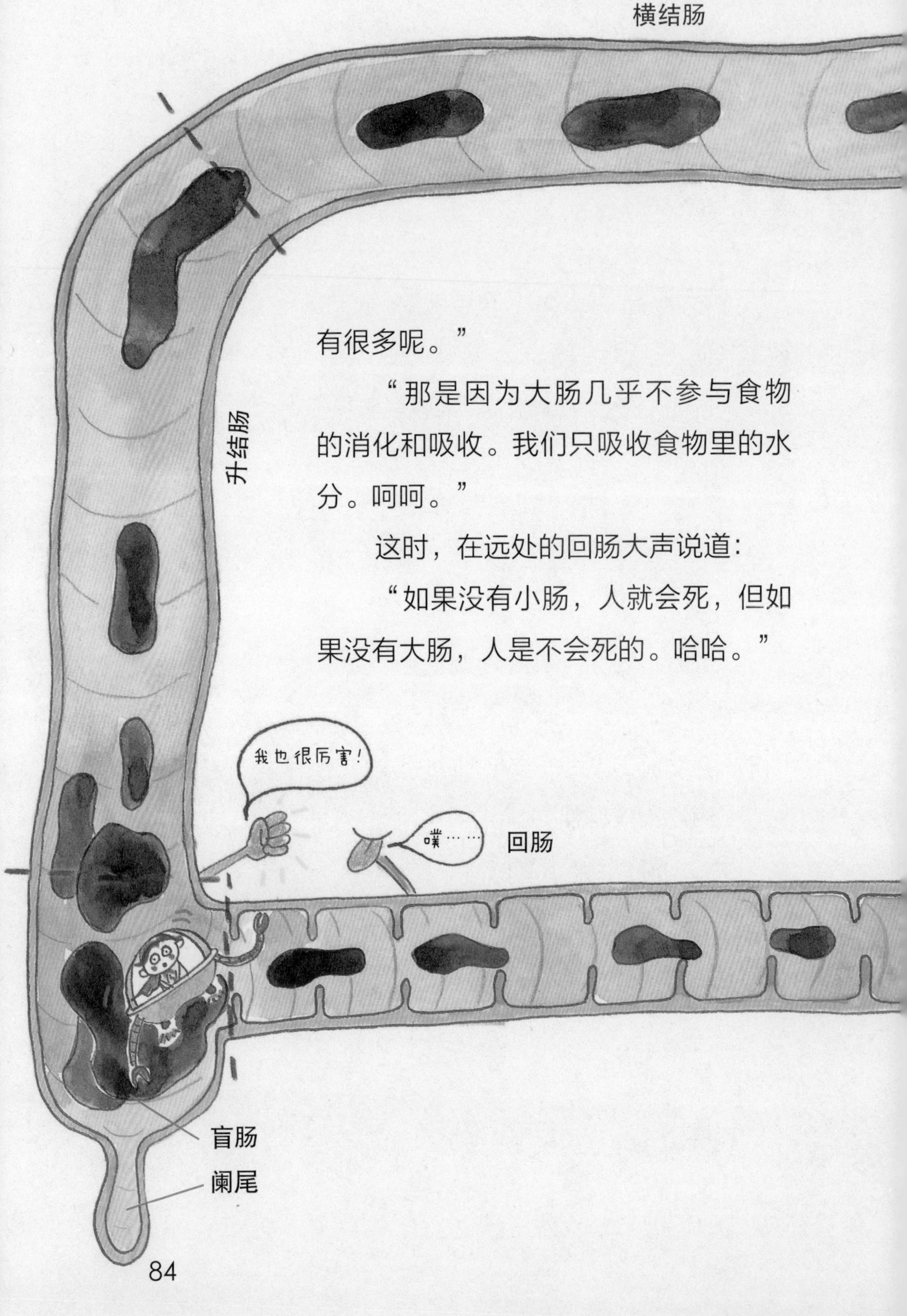

我也很厉害！

噗……　回肠

盲肠

阑尾

84

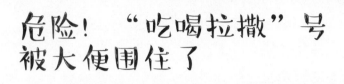

危险！"吃喝拉撒"号被大便围住了

也许是因为讨厌回肠，盲肠开始蠕动起来。

"我也在做重要的事情啊！你怎么能这么说呢？"

盲肠终于发火了。

"重要的事情？那是什么啊？"

"我们大肠呢，在做非常非常重要的事情。"

"那到底是什么啊？"

我出于好奇，催促着盲肠。

"就是储存大便。呵呵。"

"什么！储存大便？哎哟，真脏。"

我捂着鼻子说道。

"怎么会脏呢？如果不储存大便就把

降结肠

乙状结肠

85

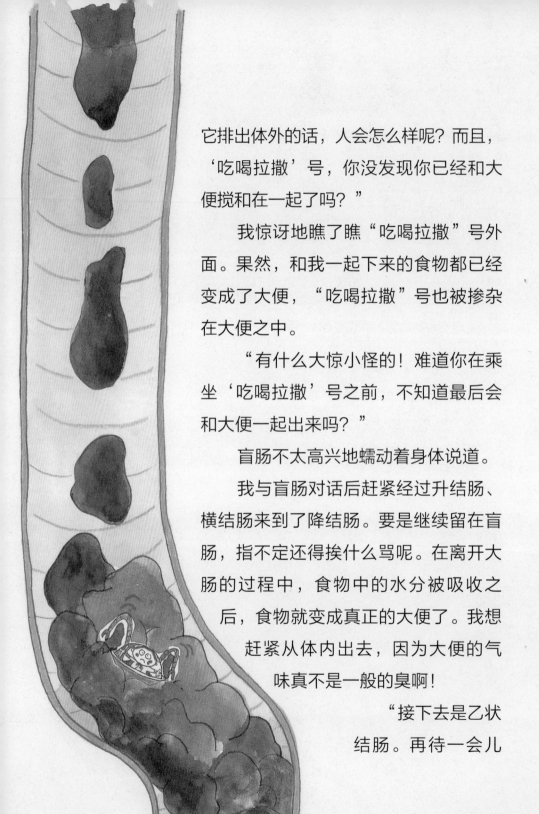

它排出体外的话，人会怎么样呢？而且，'吃喝拉撒'号，你没发现你已经和大便搅和在一起了吗？"

我惊讶地瞧了瞧"吃喝拉撒"号外面。果然，和我一起下来的食物都已经变成了大便，"吃喝拉撒"号也被掺杂在大便之中。

"有什么大惊小怪的！难道你在乘坐'吃喝拉撒'号之前，不知道最后会和大便一起出来吗？"

盲肠不太高兴地蠕动着身体说道。

我与盲肠对话后赶紧经过升结肠、横结肠来到了降结肠。要是继续留在盲肠，指不定还得挨什么骂呢。在离开大肠的过程中，食物中的水分被吸收之后，食物就变成真正的大便了。我想赶紧从体内出去，因为大便的气味真不是一般的臭啊！

"接下去是乙状结肠。再待一会儿

就能出去了。"

我驾驶着"吃喝拉撒"号自信地说道。

啪!

怎么回事儿?"吃喝拉撒"号被什么东西埋了起来,没法再前进了。是什么东西呢?

"还能是什么,当然是被大便埋起来了!"

"呃,你们是积攒了很久的大便是不是?那你们为什么不出去啊?这味儿也太呛了。"

我捂着鼻子说道。

"别提了,我们也想出去啊!"

憋了很久的大便们发起了牢骚。

"乙状结肠,想想办法啊。只有这些大便出去了,我才能出去啊。"

我朝乙状结肠大喊道。

此时,伴着嗞嗞的声音,电脑屏幕上出现了爱剖老师。

"出什么事儿了吗?时间到了,你怎么还不出来?"

真是太过分了。明明是因为爱剖老师才会发生这种事情,他竟然还这么坦然。

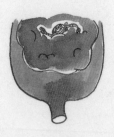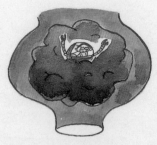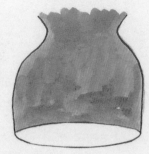

"老师，快去上厕所吧。多吃点儿蔬菜，这样大便才能通畅啊。"

"对啊，每天都要按时吃一定量的食物，而且要细嚼慢咽。都是因为爱剖老师，才让我这么累啊！"

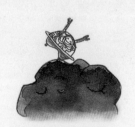

大肠也对爱剖老师发起了牢骚。

爱剖老师不好意思地挠了挠头，然后就从画面里消失了。

"嗯——啊！"

"你在干什么呢？需不需要我帮忙？"我大声问道。

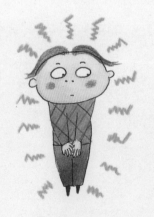

"不用了，我现在正把大便排出去。腹部的肌肉通过收缩可以增大肚子里的压力，同时，大肠里的肌肉通过运动来排出大便。这真是件非常困

88

难的事情啊！"

"啊，是有点儿难。不过，爱剖老师能快点儿拉出来就好了。"

"嗯——啊！"

大肠一用力，"吃喝拉撒"号就和大便一起被排了出去。

经过直肠，只要肛门管的肛门括约肌一张开，大便就能排出来了。

"呃，真臭！"

我变大之后，教室里的小朋友们都捂着鼻子往外跑。

爱剖老师难为情地捂着鼻子，站在远处重新讲起我和食物一起经过的路。

我是从嘴经过食道，进入了胃、小肠和大肠。食物在胃里被搅碎并变成粥一样的东西，再经过小肠，小肠把营养物质吸收了，残留物质在大肠内被吸收掉水分后变成大便。这一过程要经过一至两天的时间。

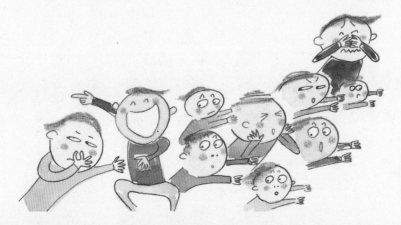

89

5
"好好听话"号
想想吧，大脑！
传达吧，神经

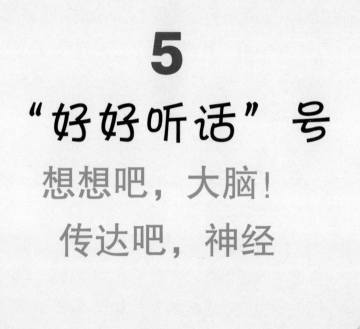

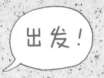

出发！

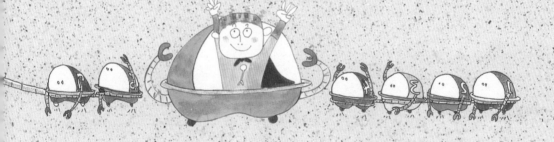

　　乘坐"好好听话"号的孩子将会到大脑和神经系统内旅行。可以思考的大脑长什么样呢？大脑究竟给身体传达了什么信号，才能让它动起来呢？到想法多多的大脑旅行的孩子，会带回来什么新奇的想法呢？

聪明队长，陷入认真的思考

大家好，我叫楠楠。

哈哈哈，幸亏我没有乘坐"吃喝拉撒"号啊。开始还觉得挺可惜的，但是看到从"吃喝拉撒"号出来的小朋友差点儿被熏晕的样子，就觉得没有乘坐"吃喝拉撒"号是件幸运的事情了。呵呵。不过，我这次一定要乘坐"好好听话"号！

"这次的题目有点儿难，不知道有没有知道答案的同学呢？"

啊，为什么偏偏是这次出难题呢！准备答题的小朋友瞬间都紧张了起来，老师做了一个诡异的表情，问道：

"相对于身体来说，是人的脑部大，还是鲸鱼的脑部大呢？"

我们面面相觑，看来大家都不知道答案。那就猜吧！

我有一套屡试不爽的猜法，那就是看起来像是正确的答案其实是错的。就身体来说，当然是鲸鱼的脑部大了。但是爱剖老师不是说是道难题吗？那么相反的，正

92

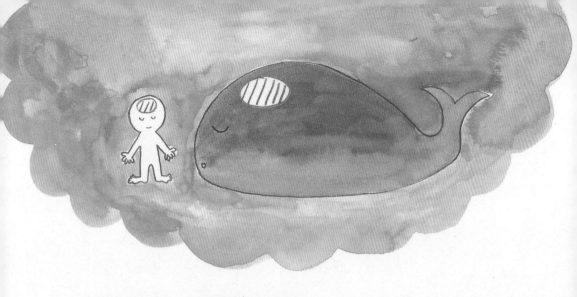

确答案应该是人的脑部大才对。

　　虽然不知道原因，但是我立刻将答案说了出来。

　　"是人的脑部大！因为，那个……"

　　我吞吞吐吐起来，又不能说是瞎猜的。

　　"回答正确。就大小来说，鲸鱼的脑部当然比人的脑部大。但我说的是相对于身体来说，对吧？相对于身体来说，人的脑部就比鲸鱼的脑部大了！看起来像是猜的，但是猜对了，快过来乘坐'好好听话'号吧！"

　　太好了！终于能去大脑旅行了，我激动得心都要跳

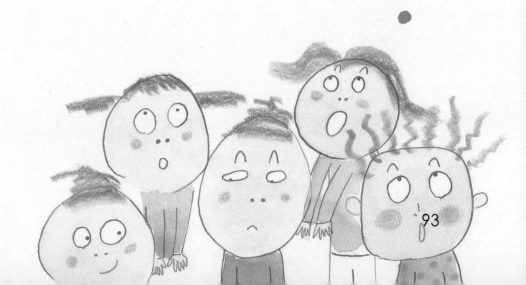

出来了。能思考的大脑到底是什么样的？我还真是很好奇呢！

一眨眼，"好好听话"号就进入了人体内。

这是哪儿？凹凸不平就像农田一样。

"哈哈，说我是田地？不过，我确实像农田一样有垄沟。见到你很高兴，'好好听话'号，我就是脑，准确地说是大脑。"

"哇，从没看过这么大得吓人的脑。"

真的。从"好好听话"号的窗口向外看，四处都是没有尽头的弯弯曲曲的"路"。

"我的身体上有很多皱褶。那些有皱褶的、像山沟

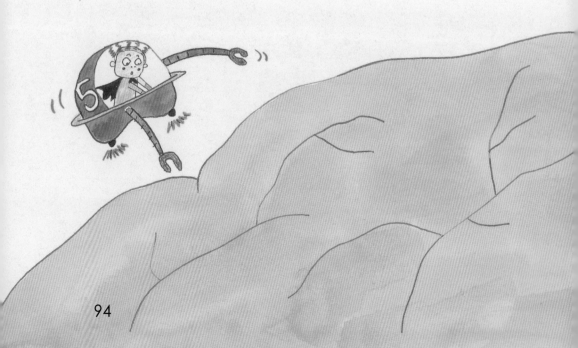

一样的东西叫脑沟，向上凸起的地方叫作脑回。"

　　我乘坐"好好听话"号悄悄地从大脑上面飞了过去。万一掉进脑沟可就麻烦了。

　　"不过大脑呀，你为什么会有这么多皱褶呢？"

　　"因为大脑有了皱褶就能装进更多的神经细胞。把有皱褶的部分伸展开来，面积就变得更大了，不是吗？"

　　大脑和蔼地解释完，便陷入了沉思。神奇的是，大脑的思考竟然都反射到了我的脑海里，大脑和我就这样联系在了一起。真的很神奇！

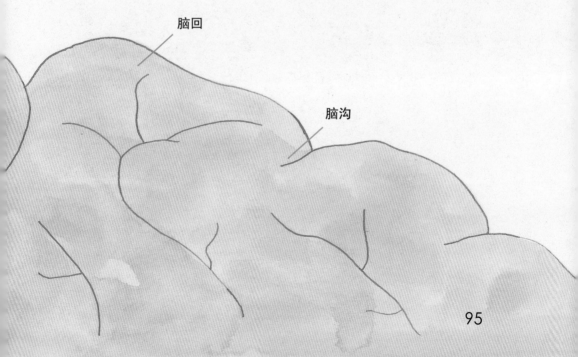

脑回

脑沟

脑在硬硬的头骨里面，可分为大脑、小脑、脑干。

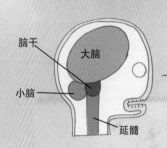

脑干
大脑
小脑
延髓

我是头骨。我非常坚硬，能保护脑。

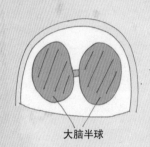

大脑半球

这是在纵切面看大脑的样子。

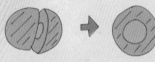 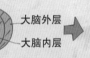

大脑外层
大脑内层

把我切开后　里面是这样的　外部是大脑外层，内部是大脑内层。　大脑的主人是大脑外层。大脑内层只负责连接大脑外层。

 人的大脑皮层体积比动物的要大，所以能做更多的事情。

 大脑皮层的皱褶越多越好，这样就能装更多神经细胞啦。下面就介绍一下神经细胞吧。

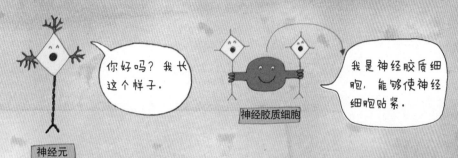

神经系统由传递刺激感觉的神经元和神经胶质细胞组成。

通过树突将刺激传达到神经细胞体。

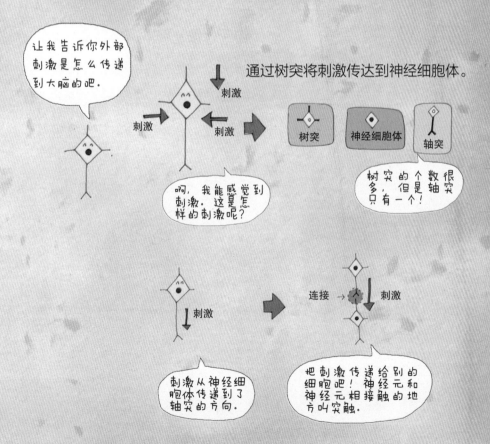

神经元是个神奇的朋友。大脑说过，我们能有各种感觉都是因为有神经元的缘故。

"'好好听话'号，你所在的地方就是大脑皮层。大脑皮层里的神经元感觉到刺激之后将它传递过来，我们分析其感觉，并且按这种感觉移动身体。"

我似乎不太明白。

"我知道你能感觉到刺激，但是分析感觉是什么意思？"

"比如，妈妈在抱你的时候，你能感觉到温暖，然后会感觉很幸福。这就是分析感觉的过程。另外，妈妈抱你，你也会抱妈妈吧？如果不喜欢的人抱你，你就会

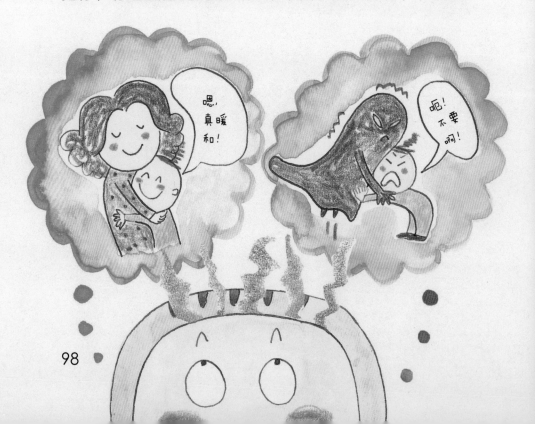

有不好的感觉，并且会推开他。像这样感觉到刺激之后再分析，并付诸行动，这些都是大脑的功能。"

我的嘴不由自主地张开了。到现在为止，我才知道身体是随自己的想法而动的。

"虽然以前就知道，我们是因为有了大脑才能思考的，但是却不知道要有大脑才能运动。由此可见，大脑真的是非常重要啊。"

大脑似乎被我说的话感动了，因为有一种感动的感觉传到了我这里。

"大脑的各个脑回都负责特定的工作。有的脑回负责感觉外部刺激，有的脑回则负责使被刺激的部位运动。"

我觉得大脑真是不简单。它懂得分工做事，而且每个部分都能做好自己的事情。

"但是它们却不能帮助其他脑回工作。"

"那怎么行，应该互相帮助啊！"

我像我们班主任那样，用低沉的声音说道。

"是啊，要是能互相帮助就好了，可惜不行。如果有脑回受伤了，那么别的脑回并不能代替它工作。如果负责听觉工作的听觉感受器受了伤，那么这个人就听不到声音了。"

"啊，太可惜了。一样都是大脑却不能互相帮助。"

我叹着气说道。

"如果整个大脑皮层都受伤的话，人就会失去感觉，不能思考，也不能运动了。"

大脑叹着气说道。

"那真是令人伤心啊。原来大脑受伤跟其他部位受伤的后果如此不同啊。"

我刚说完，大脑就说道：

"伤心的话题就到此为止，我问你一个有趣的问题吧。负责头和手感觉的脑回与负责躯干和腿感觉的脑回，哪部分更大呢？"

啊，我突然想起来了，这里是爱剖老师的大脑！难怪这么爱问问题！

我噘着嘴回答道：

"当然是躯干和腿了。即使头和手加起来，也没有躯干的一半大啊！"

"正确答案是头和手。虽然头和手很小，但是却有很多神经，所以感觉很敏锐，能做许多复杂的运动。"

"复杂的运动？"

"对啊，正因为能使肌肉运动，你才可以说话和写字啊。"

我这才明白过来。

"人体内应该没有像我有这么多工作要做的朋友了。醒着的时候不停地吃、说、思考、运动……真的很累啊！"

大脑说着说着就睡着了。我怕吵醒它，便小心翼翼地开着"好好听话"号向底部驶去。

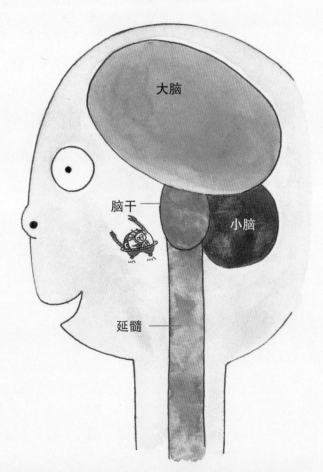

大脑

脑干

小脑

延髓

"好好听话"号向小脑进发

"你好！"

"哎哟，吓我一跳。你这么快就醒了？"

"不是的，我是小脑。我叫醒了大脑。来客人了怎么能睡觉呢。"

"你有没有很擅长运动或能演奏乐器，或者手很巧的朋友呢？"

我点了点头。我的同桌就是那样的孩子。她钢琴弹得非常好，美术课上手工做得也很棒。

"哈哈，那样的孩子小脑是很发达的。我能够帮助大脑，使其指示的运动顺利进行。见到那样的孩子别忘了称赞她一句'你的小脑真的很发达'。还有，你走在平衡木上不会掉下来，轻轻握住鸡蛋时不会把它弄破，能写出一手漂亮的字……这些都是小脑的功劳。你以前不知道吧？"

"哎哟，小脑原来这么厉害啊。"

我这样一说，小脑高兴地笑了。

这时传来了其他的声音。

"见到你很高兴，'好好听话'号。"

"嗯，见到你我也很高兴。不过你是谁啊？"

"我的名字是脑干。我连接着大脑、小脑和延髓。感觉神经和运动神经也要经过我。"

脑干出现后，喋喋不休的小脑突然安静了。

"如果没有我的话，大脑和小脑就都没用了。如果我受伤了，它们就既不能感觉，也不能运动了。所以小脑很听我的话哦。"

脑干慢悠悠地说道。

"我这里聚集着许多主要神经，它们能让呼吸运动以及心血管运动正常进行。脑少了拳头那么大一块，人也能活下去，但我要是少了指甲那么一小块，人就会死了。不呼吸，心脏也不跳了，人不就死了嘛。"

"什么？你受伤了人就会死？真的好可怕啊！"

我怕"好好听话"号伤到脑干，所以不敢再靠近。

"我、大脑、小脑全部加起来，也只不过占人体重的2%。但是，我们需要消耗人体17%的血液。是不是很厉害啊？"

"嗯！为什么需要那么多血液呢？"

"那是因为我们做的工作多啊。只有充分供给氧气和营养，脑部才能正常工作。所以，你也要多呼吸新鲜

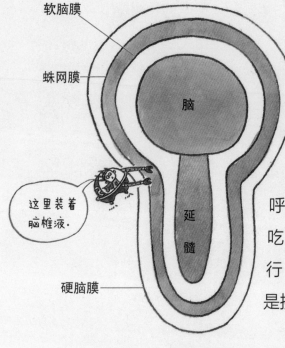

软脑膜

蛛网膜

脑

延髓

这里装着脑椎液。

硬脑膜

空气，好好吃饭，这样才能变聪明。懂了吗？"

　　这谁不知道啊。对于生活在城市里的我来说，想呼吸新鲜空气太难了，吃饭也要有爱吃的菜才行。脑干莫非是在说我是挑食的淘气鬼，哼！

　　"那么，脑干，现在'好好听话'号的旅行结束了吗？"

　　我刚问完，就传来了另外一个声音：

　　"不是啊，还有我们呢。"

　　我掉转"好好听话"号，向声音传来的方向驶去。那地方布满层层的薄膜，也就是脑膜。

　　脑膜是包着脑和延髓的膜。共有三层薄膜包着脑和延髓，这三层膜分别叫作软脑膜、蛛网膜和硬脑膜，能够起到保护脑和延髓的作用。

　　我和脑膜道别后，沿着延髓向底部驶去。这时，即使隔着"好好听话"号，我也能感觉到一点儿什么。

"嗯，这是什么啊？"

我不由自主地喊了出来。

"哈哈，你好，见到你很高兴。我是传递刺激的神经元。"

"啊，是神经元啊！"

神经元比"好好听话"号还要小。不过，神经元可不只有一两个，它们的数量非常多。

神经元说，是因为有电流经过，所以它才能传递刺激。

"神经元真的很神奇啊。"

"是吗？我给你讲个运动神经的故事吧。"

太好了，所有和

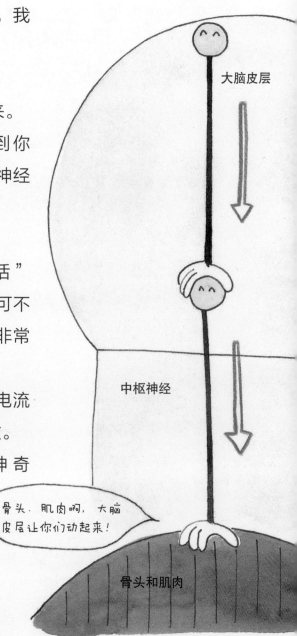

大脑皮层

中枢神经

骨头、肌肉啊，大脑皮层让你们动起来！

骨头和肌肉

感觉神经由3个神经元组成，它们将末梢神经感觉到的刺激，通过中枢神经传递到大脑皮层。

"运动"有关的东西我都喜欢。

"运动神经正如其名，是人体内能使人体运动的神经，它由两个神经元组成。因为需要将大脑皮层里的第一个神经元与中枢神经的第二个神经元连接在一起。"

我觉得神经元们都是非常要好的朋友。简单地说，它们会手拉手传递信息，并且绝对不会放开朋友的手。

"然后，第二个神经元再跑到末梢神经，对骨头和肌肉说话。"

"说什么？"

"哈哈，什么都说啊。传达大脑皮层指示的运动。"

我拍了一下膝盖，恍然大悟。神经元们先要手拉手地传达大脑的命令，肌肉才能做运动。

"但是，也有不服从大脑皮层命令的朋友们。"

我对不服从大脑皮层命令的那些朋友感到非常好奇。它们应该是独立性很强的孩子吧！我把耳朵紧贴在"好好听话"号的窗上，听神经元继续讲：

"那就是自律神经。由于自律神经自主工作，所以才得到这个名字。"

"哦，是吗？我也想自主地生活，但是妈妈和老师才不会同意呢！"

看我叹气，神经元笑着说道：

"自律神经是分布在平滑肌和心脏肌肉上的运动神经。自律神经由交感神经和副交感神经组成。交感神经使人的身体处于'战争'状态，而副交感神经则使人的身体处于'和平'状态。"

"啊，好难啊！是怎么使我们的身体处于'战争'状态的呢？又是怎么使我们的身体处于'和平'状态的呢？我们的身体又不会拿着枪去打仗，也不会达成什么和平协定啊。"

"嗯，想想看，你没有完成作业的时候，如果老师让没做完作业的同学站到讲台前面去，你的身体会有什么反应呢？心脏会扑通扑通地跳，嘴唇会变得干燥吧？那就是身体的'战争'状态，这都是因为交感神经的作

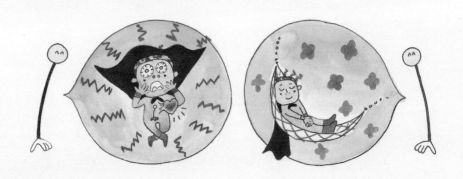

用。相反，在轻松的环境下，身体自然就处于和平状态了，那是因为副交感神经在起作用。"

我终于理解了神经元的话。

"在人体内，交感神经和副交感神经的协调非常重要。"

"啊，原来是这样啊。多亏了你们，我又学到了不少人体的知识。谢谢你，神经元，还有大脑。"

我又看了一会儿神经元们工作的样子。

它们手拉着手，非常认真地工作着。

我想，我也要像脑和神经元一样，不管什么事情都要认真地去做。

噼啪噼啪——

在我陷入沉思时，一道光束照进了"好好听话"号里。

这么快就到了该离开体内世界的时间了。

"'好好听话'号。"

神经元又把我叫住了。

"我们神经元还有很多未解之谜，特别是大脑中的未解之谜。你一定要好好学习，努力去解开这些谜团哦。知道了吗？"

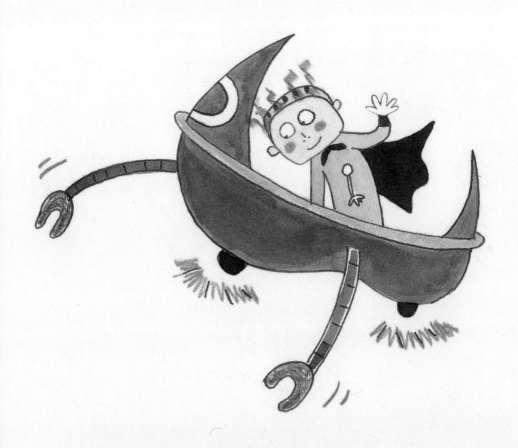

　　神经元的声音变得越来越弱了。

　　"好好听话"号已经启动了。

　　"我会的！以后我一定要解开神经系统和大脑中的未解之谜！"

　　正在我下定决心时，"好好听话"号向体外飞了出去。

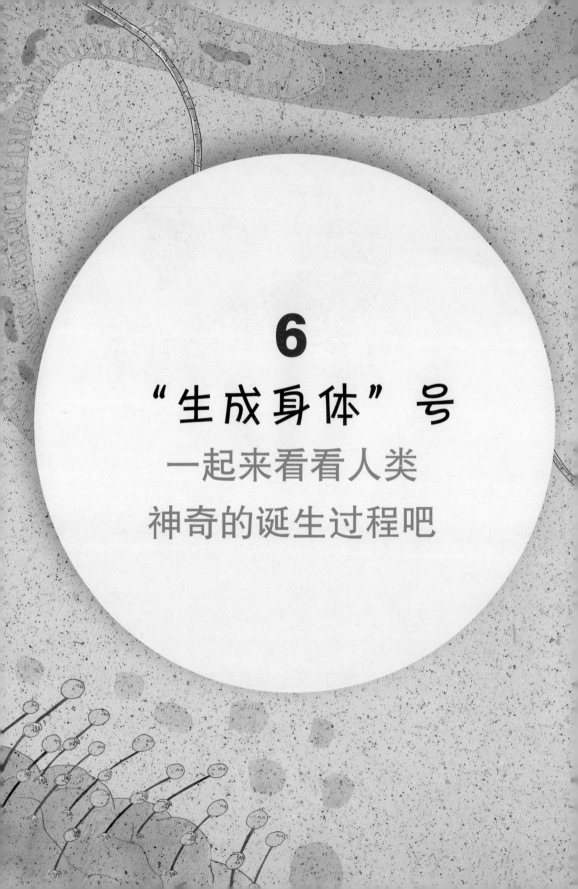

6

"生成身体"号

一起来看看人类
神奇的诞生过程吧

出发！

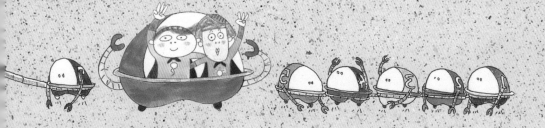

　　"生成身体"号将去探索生命诞生的全过程，包括新生命的孕育、在体内生长到出生。我们还能和肚子里的胎儿进行有趣的对话。这真是非常令人激动的旅行啊。

精子队长和生命诞生的瞬间

"这可怎么办才好呢？剩下的"豆豆"号只有2艘了，但还剩下4个小朋友呢。"

爱剖老师无奈地看着我们，突然笑了。

"来，石头剪刀布吧！"

4个小朋友忐忑不安地加入了石头剪刀布的淘汰赛。出剪刀的人有两名，出布的人有两名。

"好。出剪刀的人组成一队，出布的人组成一队。剪刀队向前一步走！"

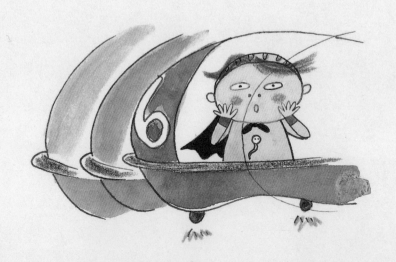

听了爱剖老师的话，佳佳和慧慧向前走出了一步。本来还担心因为答不出题目而坐不了"豆豆"号呢，居然用石头剪刀布得到了"生成身体"号的登船证。他俩真是幸运儿啊！

剪刀队的两名成员缩小后一起坐上了"生成身体"号。如爱剖老师教的那样，我们按住红色的按钮后，"生成身体"号发出了"啵啵啵"的声音，并且一分为二。不是切成两块，而是变成了两艘一模一样的"生成身体"号。佳佳乘坐1号，慧慧乘坐2号。真是好神奇啊！"爱剖老师是不是魔法师啊？"佳佳刚说完，电脑屏幕上就出现了老师的面容。

"哈哈，叫魔法师爱剖老师也行啊！只可惜我不是魔法师。刚才'生成身体'号进行了细胞分裂，所以一个'生成身体'号变成了两个。"

细胞分裂：一个细胞分成两个细胞。

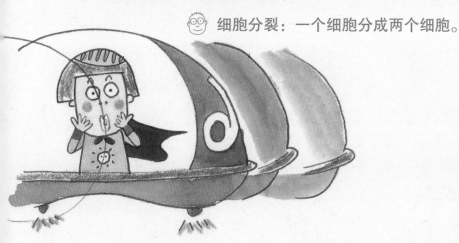

"生成身体"号居然能进行细胞分裂，太令人惊讶了。

"'生成身体'号选两名同学也是有原因的。1号将去男人的体内旅行，2号将去女人的体内旅行。你们准备好了吗？"

"准备好了！"

佳佳和慧慧大声回答道。

"生成身体"1号

小朋友，你们好，我是佳佳。

仔细一看，我已经到达了体内的世界。周围吵吵嚷嚷的，从哪儿传来这么吵的声音？我转动"生成身

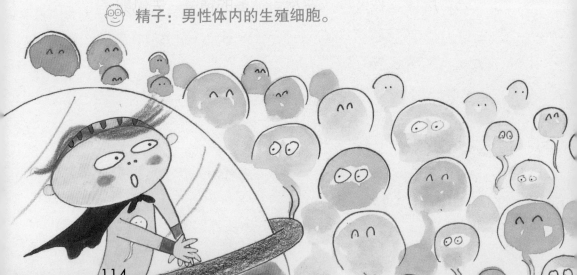

精子：男性体内的生殖细胞。

114

体"1号向声音传来的地方驶去。

　　看到眼前的场景，我张大了嘴巴。长得像蝌蚪似的孩子们也太多了吧。我到底在哪儿呢？

　　"你所在的地方是只有男人才会有的睾丸。睾丸担负着产生精子的重要任务哦。"

　　睾丸用粗壮的声音说道。

　　"别笑。不只产生精子，我还是分泌男性激素的地方。正是因为有了男性激素，男人的声音才会变粗，下巴才会长出胡子。没有睾丸的男人，由于不能分泌男性激素，长大之后也就不会有男性体征。你现在看到的都是我产生的健康的精子。"

　　"这些都是精子？这么多精子都是你产生的？"

　　"精子为了见卵子要走很远的路。途中会有很多孩子死去。所以，我必须产生尽可能多的精子。去见卵子的时候，有2亿到6亿个精子一起出发哦。"

　　天啊！你能相信这个数字吗？

卵子：女性体内的生殖细胞。

115

"还有，我是长在阴囊里的。肚子里太暖和了，并不能产生精子。只有凉快点儿的地方才能产生精子。"

"是啊，睾丸。如果没有你，世上所有的孩子都不可能出生。是吧？"

睾丸突然激动地说道：

"你真是太了解我了，太令我感动了。你真不愧是能进入体内旅行的孩子。"

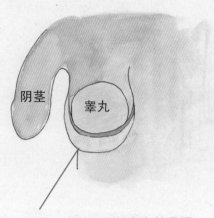

阴茎

睾丸

阴囊：容纳和保护睾丸的袋子。

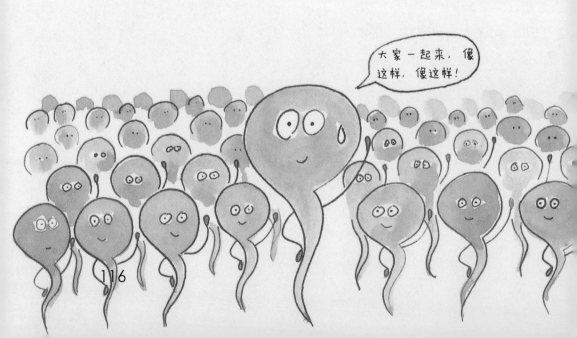

116

就在此时，睾丸的声音越来越小，精子们突然开始吵闹起来，像吵架似的。

"放低喇叭的声音。放低喇叭的声音。按住绿色的按钮。按住绿色的按钮。你就能听见了。"

"生成身体"1号慌张地提醒我。我连忙按照"生成身体"1号的提示按住了绿色按钮。

"来，要想学好游泳，就要学会如何摆动尾巴。像这样。来，跟着我做。"

周围吵闹的声音立刻降低为窃窃私语。而这个声音又是谁的呢？

"你好！我是精子的队长。你也要跟着我认真做好热身运动哦，待会儿我们要走很远的路呢。"

我看到别的精子真的在摆动尾巴做运动，都表现出一副跃跃欲试的样子。不过，到底要去哪儿旅行啊？

"我们精子旅行的目的地只有一个，去卵子那里。"

精子队长大声地说。它是非常坚强的精子，看起来也很健康。

不知道这会儿"生成身体"2号在哪儿旅行呢？

"生成身体" 2号

嗨，大家好，我是慧慧。我乘坐"生成身体"2号进入了女人的体内，这里真的很温暖啊。

但是，我现在所处的地方是哪儿啊？

"你好吗？'生成身体'2号，这里是卵巢。你像我产生的卵子一样，长得真漂亮啊。"

外面传来了一个声音，这就是卵巢的声音吧。

"谢谢你的称赞。不过卵巢啊，是你产生了卵子吗？"

"是的，我分泌女性激素，还产生卵子。妈妈的卵

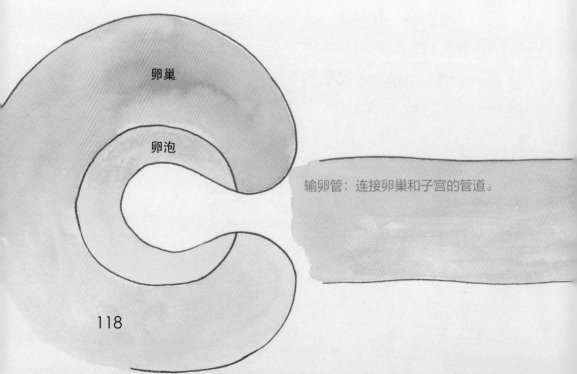

卵巢

卵泡

输卵管：连接卵巢和子宫的管道。

子遇到爸爸的精子才会形成胎儿。"

卵巢笑着温柔地说道。

"女人的卵巢一个月只能产生一个卵子，并且是右边的卵巢和左边的卵巢轮换着产生。"

我点了点头，竖起耳朵仔细听着卵巢的话。

"'生成身体'2号，待会儿你将会和我产生的卵子一起去旅行。到时你就会知道女人的身体有多么神奇了！而且，你还能知道月经到底是怎么回事。"

这时，卵巢的身体开始抖了起来。这是为什么呢？

"快来，卵子好像准备出发了。你试着和卵子说说话吧。"

卵子看到我之后，非常高兴有人能陪它一起旅行。

"你好，'生成身体'2号！我现在要从卵巢出发了。我的身体被卵泡包着，已经是个完美的卵子了。来，要紧贴在我身边啊。"

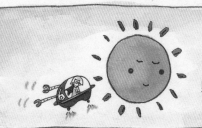

卵子

想着要开始新的冒险了，我开始激动起来。太好了，和卵子一起开始有趣的冒险吧！

这时卵子突然穿过卵泡，从卵巢来到了输卵管。

我在卵子旁边小心地移动，生怕打扰或者伤害到卵子。卵子在输卵管里一点点地前进，突然在某个地方停住了。

"为什么在这里停下呢？我还想去别的地方旅行呢。"

我有点儿失望。不过卵子依然停在输卵管里，动也不动了。

"等一下，'生成身体'2号。我要在这里等待健康又帅气的精子。我相信它一定会来见我。"

卵子闭着眼睛傻傻地等着精子。我开始觉得有点儿无聊了。

我打了个哈欠。

卵子从卵巢出去叫作排卵。

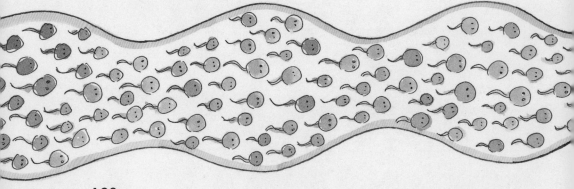

"生成身体"1号

现在精子们都准备好了，就等着出发了。

"准备，跑！"就要开始长长的马拉松赛跑了，精子们都很兴奋。

"'生成身体'1号，紧贴着我的身边跑啊。跑得速度慢了就要被淘汰了！"

精子队长大声对我说道。

与此同时，伴随着"哇哇"的呐喊声，许多精子从输精管跑了出来。

它们跑得太快了，我不得不以最快的速度驾驶"生成身体"1号。

精子队长跑在精子们的最前面。

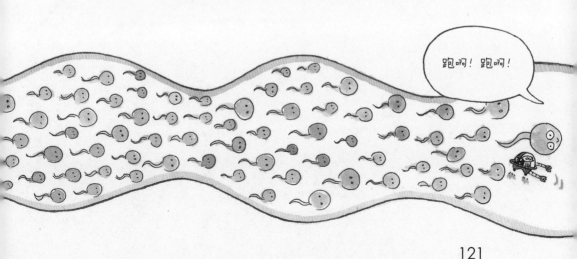

跑啊！跑啊！

"做得好。向前！向前！"

忽然传来了陌生的声音，我向周围一看，原来是输精管正在蠕动着向前推动精子。输精管在为精子们的旅行帮忙呢。

前进了一会儿之后，有新的朋友围住了精子。

"生成身体" 2 号

"等待是不是很无聊啊？"

卵子看着我问道。

我点了点头。

"那么我给你讲个有趣的故事吧。"

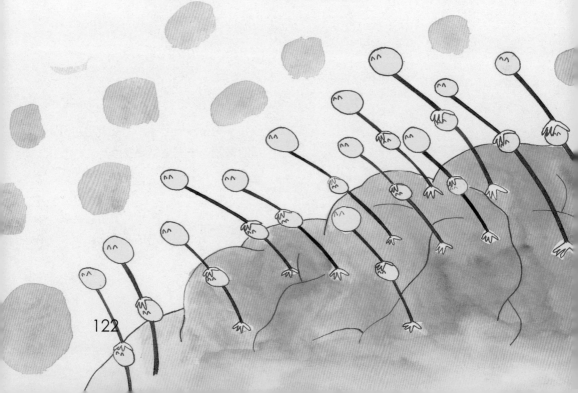

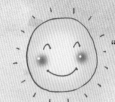
"月经"的故事

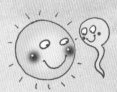
如果我没能和精子见面

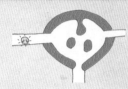
就要和从子宫壁淘汰出来的组织、血液一起被排出体外了，这就是月经。

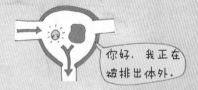
你好，我正在被排出体外。

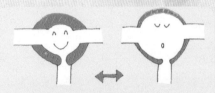
子宫壁会随月经周期而变厚或变薄。

月经周期通常为28天。

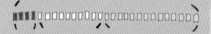

月经期	卵泡期	黄体期
4天	10天	14天

卵泡期的故事

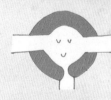
在卵泡期，卵泡分泌的雌性激素会使子宫壁变厚。知道这是为什么吗？

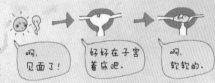
啊，见面了！　好好在子宫着床吧。　啊，软软的。

我和精子结合变成受精卵之后，会在子宫里生长。为了给胎儿提供舒适的房间，子宫壁就要变厚！

黄体期的故事

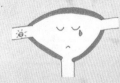
我这个卵子没有遇到精子，在黄体期变厚的子宫壁又重新变薄了。

随着子宫壁的变薄，淘汰的组织和血液会在月经期时被排出体外。

"知道了吧？月经是非常重要的。如果女人没有月经就不能怀孕。"

卵子说道。

乳腺

婴儿喝
的奶水

"我妈妈还有漂亮的乳房呢。"

妈妈的乳房是这世上最温柔、最美丽的了。

皮下组织

乳头

"对，到了青春期，女人的身体就会为成为妈妈做准备了。胸部也会鼓起，这都是雌激素在起作用。乳房里有乳腺和皮下组织，能分泌孩子喝的奶水的地方是乳腺。妈妈怀了宝宝后，因为需要多产生一些孩子喝的奶，乳房就会变大。"

"我是婴儿的时候，也喝了好多妈妈的奶。"

"乳腺分泌的奶水会先储藏起来。"

卵子说到这儿的时候，"生成身体"2号内的电脑屏幕上随之出现了美丽的画面。

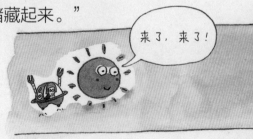

来了，来了！

"储藏好的奶，当孩子吮吸乳头的时候就会排出来了。"

我觉得卵子给我讲的故事非常有趣。等待精子的时候也变得没那么无聊了。

"生成身体" 1号

我和精子队长一起跑啊跑啊，终于来到了妈妈的体内。这里是妈妈的子宫。正当我东张西望找卵子的时候，精子队长什么话也没说，径直向前游了过去。精子

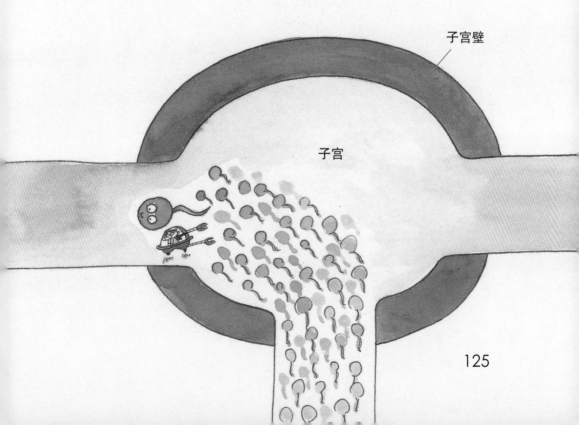

子宫壁

子宫

队长经过子宫进入了输卵管，远处的某个东西渐渐进入了它的眼帘。

"生成身体" 2号

从远处传来了嘈杂声，是什么呢？我探出头望向窗外。难道是卵子等待的精子？

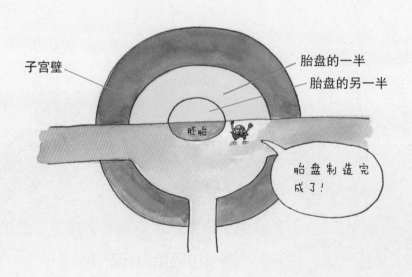

子宫壁

胎盘的一半

胎盘的另一半

胚胎

胎盘制造完成了！

"生成身体"号合体

哎呀，精子队长和卵子终于见面了。精子队长第一个跑过去进入了卵子体内。那一瞬间，"生成身体" 1号和2号也合二为一了，就像精子和卵子合成受精卵一样。爱剖老师说过，人的生命就是从那一个细胞开始的。

"哇，细胞一直在分裂！1个变成2个，2个变成4个，4个变成8个！"

我们张大嘴巴看着细胞分裂的场面。

精子队长遇到卵子后所生成的细胞，让我们叫出它的新名字吧！"胚胎"！

"胚胎会贴在子宫上停留7天，这就叫作着床。你们会守在这儿，看我在子宫里着床吧？"

当然了。我们终于进入了子宫，子宫亲切地欢迎我们的到来。

"快来，胚胎，为了你我把子宫壁都弄厚了。这是胎盘的一半。剩下的一半，由胚胎自己产生。"

子宫内非常温暖，胚胎非常喜欢。

"不过，胎盘是什么啊？"我问道。

"胎盘可是非常重要的！那是妈妈和胚胎之间交换物质的地方。妈妈供给胚胎氧气和营养物质，胚胎将二氧化碳和没有用的物质传回给妈妈。"

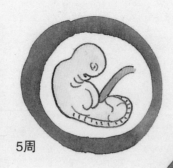

5周

8周

乘坐"生成身体"号的我们点了点头。

但是很奇怪，在"生成身体"号内，时间过得相当快，一眨眼就过了3周的时间，胚胎也长大了好多。

"4～8周期间胚胎会生成脑、心脏、胃肠等器官。胚胎会变得非常敏感哦！我可提前警告过你们了啊！"

胚胎的话刚说完，时间又飞快地过去了。胚胎以惊人的速度生成了器官，真的很神奇！子宫说，胚胎生成器官期间，怀了宝宝的妈妈会因为妊娠反应而感到难受，生成器官的工作也是非常复杂的。

"哎哟，终于都完成了。"

我看了日历才知道，已经过去 8 周了。

胚胎叹着气说道：

"器官已经基本形成，现在只要等着器官长大就行了。对了，现在不能再叫我胚胎了啊，我的名字要改成'胎儿'了。"

胎儿看着"生成身体"号笑了。

胎儿长得很快，再过30周就能从妈妈的身体里出来了。

胎儿一直问我体外的世界到底是什么样的。

"胎儿啊，准备好去看外面的世界了吗？"子宫问道。38周过后，就到了胎儿出生的时候了。

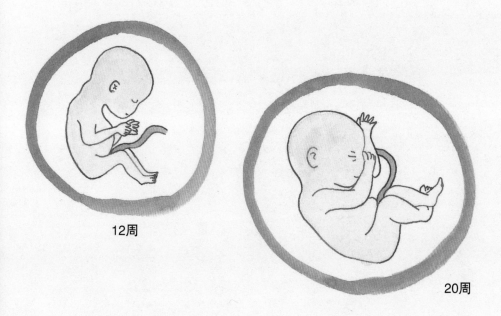

12周

20周

由于紧张，胎儿脸都憋红了，我们也跟着握起了拳头。子宫开始收缩起来，为了把胎儿推向体外，母体和胎儿都已经大汗淋漓。看来这个过程比想象得更难更痛苦，帮不上忙的我们也非常焦虑。正在此时——

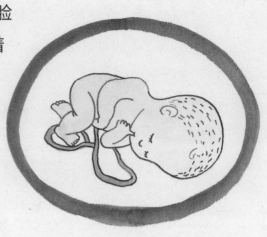

38周

"一，二，三！"

胎儿成功出来了。

"哇哇哇！"

"啪啪啪，真是路途遥远的旅行啊！"

和胎儿一起从体内出来之后，爱剖老师对我们热情地鼓掌表示欢迎。

"是的，真的是很精彩的旅行啊！但是胎儿，不是，婴儿在哪儿呢？"

从"生成身体"号出来的我们东张西望地寻找着。

"哈哈，'生成身体'号进行的是虚拟旅行。因为'生成身体'号不可能和婴儿一起旅行十个月，所以那个婴儿是几个月前出生的，他的爸爸和妈妈的身体状况被存储在电脑里了。现在这个婴儿正在茁壮成长呢。"

爱剖老师的电脑里有个婴儿笑着挥起了手，他能记得我们是"生成身体"号吗？以后如果见到他，我一定要给他讲精子队长和卵子一起旅行的故事。我们突然觉得，自己的身体好宝贵啊！

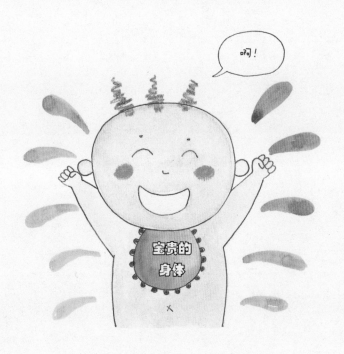

7

"感觉感觉"号

看、听、摸的感觉王国

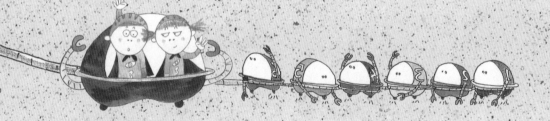

"感觉感觉"号和其他"豆豆"号有所不同,它将在人体外旅行。在体外旅行的话,用眼睛就能看到了啊,为什么还要乘坐"豆豆"号呢?那是因为你不知道,我们身体的感觉器官有很多眼睛看不到的功能,它们既神奇又强大!

又看又听，好忙好忙

"你们乘坐的是'豆豆'号旅行船队的最后一艘——'感觉感觉'号。你们的心情怎么样啊？"

爱剖老师问道。

"非常好！"

"好紧张！"

大家好，我叫森森，他叫林林。

我和另外一个小朋友拉紧手兴高采烈地回答道。

"最后的'感觉感觉'号和别的'豆豆'号旅行船不同，它将在人体外旅行。"

"噢，如果是体外，用眼睛就能看啊。"

"即使是在体外，当你们的身体变小后，你们也将体会到很多和现在不一样的东西哦。祝你们两个好运啦！"

我们变小后登上了"感觉感觉"号。"感觉感觉"号比我们想象中的还要小，而且有些旧，但还是非常酷的。

"哇，是'感觉感觉'号。我们能感觉到'感觉感觉'号来了。"

外面突然传来了闹哄哄的声音。

"我的名字是感受器，能第一个感觉到外部刺激。我遍布全身，包括皮肤上。因为有了我，人才能感觉到烫、凉、硬和软等。所以，我被称为感觉神经的开始。"

"哇，感受器，很高兴见到你！"

"不管你们去哪儿都会见到我。在体外旅行比在体内旅行更有趣哦，弄不好就会迷路，还有可能在空中飘来飘去。但是，我能感觉得到'感觉感觉'号，所以是不会让你们迷路的。"

感受器说完，电脑屏

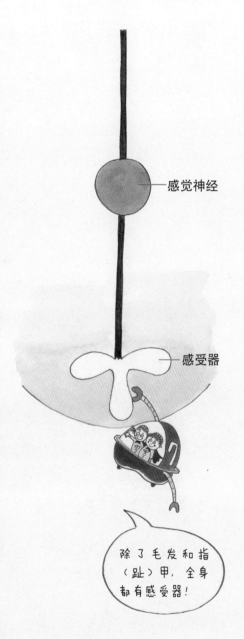

感觉神经

感受器

除了毛发和指（趾）甲，全身都有感受器！

135

幕上出现了我们将要去的地方，同时，人体地图全部都被红线标了出来。

"感受器，我们太小了，要转遍全身的话，恐怕得花上好长的时间。"

"那怎么办呢？你们要去的地方有皮肤，还有眼睛和耳朵。皮肤可是覆盖着全身的。"

这时，不知从哪儿传来了声音：

"哈哈，是来感觉我们的呀，'感觉感觉'号！我就是皮肤。因为各处皮肤所做的工作都差不多，所以你们没必要转遍全身。让我来告诉你我们的故事吧。"

听了皮肤的话，我们才放下心来。

"皮肤起着防止有害物质或细菌进入体内的作用。我们既要防止体内的水分流失，又要将废弃物质以汗液的形式排出体外。"

也就是说，如果没有皮

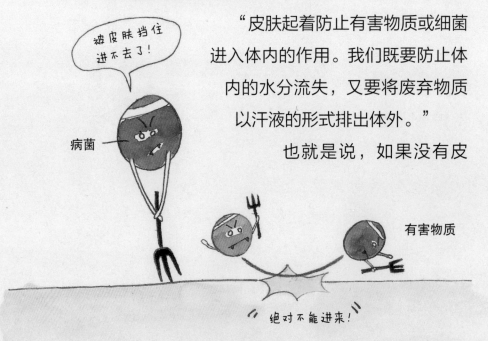

被皮肤挡住进不去了！

病菌

有害物质

绝对不能进来！

肤，人体内的水分就会大量流失，细菌也会轻易地侵入人体内。我们之前都不知道皮肤还有这么大的作用。

"还有呢，皮肤里有感受器，所以接触到火能感觉到烫，摸到冰会感觉到凉。"

"这是我的故事。"一直保持沉默的感受器突然冒出来说道。

"那么就深入到皮肤里面去吧！"皮肤说完就把"感觉感觉"号拽了进去。

"皮肤由表皮层、真皮层和皮下组织组成，你们现在所处的位置是表皮层，接下来就要进入真皮层了。被推到表皮层最外层的细胞死去后，会变成角质。"

森森将唾液抹在手上，搓了搓自己的胳膊，黑色的泥就像一小段线一样掉了下来。一旁的林林嫌森森太脏，推了森森一把。皮肤看到后咯咯地笑了起来。

这时我们来到了底部。

"真皮层底下是皮下组织，皮下组织的下面就是肌肉了。皮下组织由脂肪组成，所以由它来决定你的胖瘦程度。"

"啊，原来我胖是因为皮下组织多的缘故啊。"

森森掐着凸出来的肚子说道。

"对啊，像你刚才那样能把肉掐起来，也是因为有了皮下组织。"

　　我们听完皮肤的话，开始掐这儿掐那儿，不停地验证。

　　"你们知道人体中皮肤最厚和最薄的地方分别是哪儿吗？"

　　我们摇了摇头。厚的地方应该是凸出来的肚子或者屁股吧。

　　"我来告诉你们正确的答案吧。最厚的地方是脚底，这样它才能承受住体重的压力。最薄的地方是你们即将遇到的眼皮。"

　　正和皮肤说话的时候，我们已经来到了表皮的下面。这时汗腺正在排汗。

　　"哎哟，'感觉感觉'号被汗打湿了。"

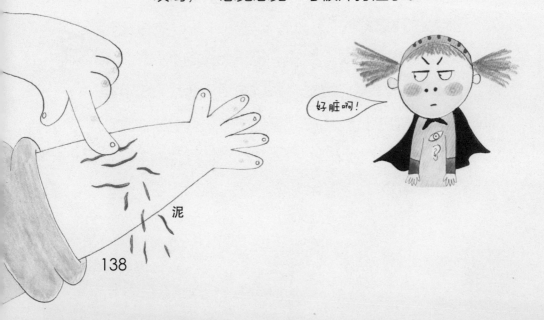

泥

好脏啊！

我们用夹子手拍拍湿透了的身体。

"不好意思，不好意思，皮肤排汗是非常重要的工作，所以不能停。"

我忽然想起来，皮肤上可是长了不少的汗毛啊。

"毛发对皮肤可是非常重要的。想想看，如果没有眉毛会怎么样？从额头上流下来的汗会直接进入眼里，那样眼睛多不舒服啊！长头发的道理也是一样的，夏天被太阳晒会很热，冬天没有遮挡又会非常冷，想想都起鸡皮疙瘩呀！"

"对啊对啊，想象身体上一根毛发也没有的样子，真的会起鸡皮疙瘩。"

"噼啵噼啵噼啵。"

这时"感觉感觉"号发出了声音。我们按住闪着光的红色按钮，听到眼睛和耳朵正在那里争吵。

"哎，没有我就什么都看不到了，所以应该让我先看看'感觉感觉'号，不是吗？"眼睛说道。

"当然不是！没有我就听不到这个世界上的美妙声音了，所以应该让我先和'感觉感觉'号对话。"耳朵说道。

"不要再吵了，眼睛和耳朵我们都会去见一见的。"森森通过电脑告诉眼睛和耳朵。

　　"不行，这是谁更重要的问题。能看到东西是多么重要的事情啊。"

　　"哼，听就不重要了吗？"

　　真让人头疼啊，这下我们真不知道应该先去谁那里好了。我们突然想到一个好主意：像"生成身体"号那样，用石头剪刀布来决定先去哪儿吧。眼睛和耳朵都同意了，所以，石头剪刀布！眼睛出了布，耳朵出了石头，眼睛赢了，于是我们先向眼睛出发！

"感觉感觉"号走近眼睛

"快来。"

眼皮一眨一眨地欢迎我们的到来。

这时，眼睛里流出了一滴眼泪，弄湿了"感觉感觉"号。我们又用夹子手擦了擦"感觉感觉"号。

"你好，我是从泪腺流出来的眼泪。人不管高兴还是伤心都会流泪，就连平常的时候，眼泪也会时不时流出来保持眼球的湿润。眼球变得湿润后，我会经过鼻泪管进入到鼻子里。你在哭的时候是不是会流鼻涕？其实那是进入鼻子里的我——眼泪。"

眼泪说完后，马上从鼻泪管里消失了。

"哈哈，见到你很高兴。我是眼球。你们在等我吧。"

眼球把"感觉感觉"号吸进眼睛里后说道。

"人们能看见事物可都是我的功劳！人的眼睛之所以能看到东西，是因为有了一种叫作'晶状体'的凸透镜，事物的图像透过它映射到视网膜上，从而刺激视网膜上的感受器，而这种刺激将通过视觉神经传到大脑皮层。这样一来，人就能看到事物了。"

"这说的也是我的故事。"

感受器又突然冒出来说道。

"我也知道！然后在大脑皮层里开始分析，这个是汽车，这个是铅笔，对吧？"

"是的，是的。"

"不过眼球里好暗啊。"

"眼球壁有三层，暗是因为中间有一层血管膜。为了让视网膜更好地感应光线与颜色，血管膜把自己变成了黑色。而血管膜内有调节光的虹膜和抓住晶状体不放的睫状体。"

我们按照眼球的指示参观了虹膜。

"你能看到虹膜中间的孔吗？那就是瞳孔。光照射到那个地方时，如果光很亮，就会使瞳孔缩小，从而减少光的进入。相反，进入黑暗的地方时，瞳孔就会放大来增多进入的光。这样才能看得更清楚。"

我们觉得，虹膜的工作非常酷。

"不仅是虹膜，睫状体也从事着非常酷的工作哦。"

听到眼球的话，我们忍不住笑了，抓住晶状体不放的工作有什么酷的？

"你那样想就错了。正因为有了睫状体，我们才能看到近处和远处的事物。睫状体压住晶状体，使之变厚，就能看到近处的事物；而拉紧晶状体，使之变薄，就能看到远处的事物。"

我们意识到自己小看了睫状体，不好意思地挠了挠头。

"不管作用是小还是大，我们各自都有重要的工作，所以都很重要。"

我们点了点头。

"现在就去眼球最外部看看角膜和巩膜吧。角膜在眼球壁的最外面，因为它是透明的，所以在外面才能看到虹膜和瞳孔。"

"啊，那么黑色的眼珠就是瞳孔吗？"

"是的，就是这样！"

眼睛和我们平时看到的有很大差异，其实，它长得非常复杂而且很精巧。

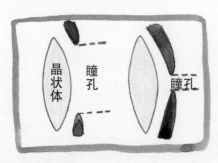

虹膜收缩　　虹膜舒张

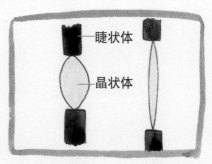

晶状体变厚了　　晶状体变薄了

"感觉感觉"号走近耳朵

我们和眼睛告别后就去见耳朵。刚刚走近，就听到两边同时发出了声音："快来啊，我们是在脸两侧的耳朵。"

我们到底要去哪边呢？

"哈哈，去哪边都没关系，我们像双胞胎一样。"

我们犹豫了一下，向右边的耳朵开了过去。

"今天能给你们展现我的真实面貌，我真是太高兴了。"

耳朵一说话，耳郭就会轻微地抖一下。耳朵的语调也很好笑，它说是因为尊重别人所以声音才会变成这种语调。它和眼睛吵架的时候好像并不是这种语调。哈哈。

"来，你们沿着耳郭里的耳洞进来吧。"

耳洞像个大大的洞穴。"呼吸呼吸"号看到的鼻孔也是这样的吗？

一想到要进入洞穴，我们不禁开始紧张起来了。

"耳朵由耳郭、外耳、中耳和内耳组成。我们现在正经过耳郭进入外耳道。"

我们边听着讲解，边摸了摸自己的耳朵。

"来，再走一会儿就能到达中耳了。"

因为耳洞里非常暗，所以耳朵一直在为"感觉感觉"号指路。

我们打开"感觉感觉"号的灯继续向前行驶。

但是，似乎有什么东西挡住了去路。

"咦，这是什么？不能往前走了。"

"哼，没有经过我的允许就想去中耳？中耳是由我鼓膜、鼓室、咽鼓管等组成的。要想通过就一定要经过我的允许。"

"你是鼓膜？我不知道要得到你的允许才能进去。我们是来耳朵旅行的'感觉感觉'号。见到你很高兴。"

我们跟鼓膜打着招呼。

"是吗？要想从我这儿过，就要回答问题。你们知道耳朵是做什么工作的吗？"

"当然是听世界上所有的声音了。"

我们严肃地回答道，但心里憋着笑，谁不知道耳朵是用来听声音的啊！

"你们真是聪明的孩子。那你们知道我是怎么听到声音的吗？"

我们吞吞吐吐地答不上来了。

"没关系，没关系。我来讲给你们听吧。声音是由物体振动产生的空气波动，空气波动压住鼓膜，贴着鼓膜的耳骨就会颤动，颤动的耳骨又会压住前庭，产生的压力就会使前庭阶和鼓阶的液体流动，那么耳蜗管里的液体也会跟着流动。"

"哇，就像多米诺骨牌一样，每一块都会有影响。"

"是的，你们太聪明了，我很喜欢你们。你们已经过关了。"

鼓膜还告诉我们，往耳朵里塞棉棒或掏耳朵对耳朵都很不好。因为外耳道的内部、中耳和内耳都有骨头，掏耳朵的时候如果伤到有骨头的部分就会有疼痛感。我们之前经常用手指掏耳朵，但是，这次和耳洞里的朋友们有了约定，

耳郭

外耳道

鼓膜

今后再也不会这样做了。

　　鼓膜说，如果我们还想见它，向上抓起耳郭看耳朵内部就行了。它说，因为外耳道是弯弯曲曲的，所以要拉住耳郭才能看到它。我们告别鼓膜去找鼓室。"感觉感觉"号经过前庭来到了蜗管，那里流动着鼓膜提到过的液体。

　　"被鼓膜拦住了吧？辛苦你们了。"

　　周围又传来了耳朵那标志性的声音。

　　"不辛苦！不辛苦！哈哈。不过之前我都不知道耳洞里有液体。真是好神奇啊。"

　　"你看，在蜗管里的液体会刺激蜗管中的感受器，然后，这种刺激会通过蜗神经传到大脑皮层。"

　　"这还是我的故事！"

　　又是感受器的声音。不管到哪儿都有感受器在。

　　"然后在大脑皮层分析听到的是什么声音对吧？"

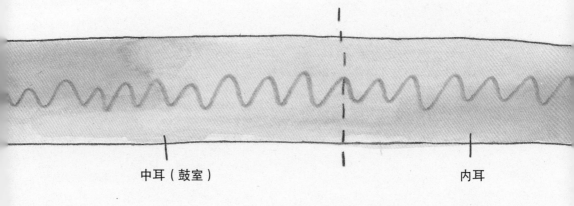

中耳（鼓室）　　　　　　　　　　内耳

"好聪明啊。人就是这样判断听到的是什么声音的。好，下面我就给你们介绍一下能感觉身体直线运动和旋转运动的朋友吧。"

"对啊，以前我们真的不知道耳朵还能感觉到身体的运动呢。"

听完耳朵的话，我们兴奋地在"感觉感觉"号里转来转去，还驾驶"感觉感觉"号来回行驶。这时，电脑里出现了爱剖老师。

"旅行有趣吗？该回来了哦。"

这么快就到了回去的时候。眼睛、耳朵、皮肤都在向我们告别。

我们也用力地挥着手。这酷酷的旅行真是太棒了！

我们的身体重新变大后，爱剖老师和小朋友们都来欢迎我们。

"好了，你们和7艘'豆豆'号完成了全部旅行。你们觉得有意思吗？"

"有意思！"

我们用响亮的声音齐声回答道。爱剖老师笑着说：

"我也觉得非常有趣。等你们长大以后，不要忘了在体内遇见的朋友们啊！更不能忽视吃、拉、看、听、

感觉、思考和呼吸对我们的重要性啊！祝你们成为幸福
又健康的孩子！再见了！"

　　爱剖老师和我们告别后，7艘"豆豆"号也飞走
了。不过因为它们实在太小了，所以无法用肉眼看到。
现在，它们也许正在某人的体内，和到身体里旅行的孩
子们聊天呢。

　　爱剖老师说过，要想成为伟大的医生，就要认真
倾听身体讲的故事。我们都拥有了一次神奇又有趣的体
验，也都纷纷下定了决心，一定要好好地保护我们的身
体，让身体保持健康！

内耳里除了蜗管还有半规管和前庭。

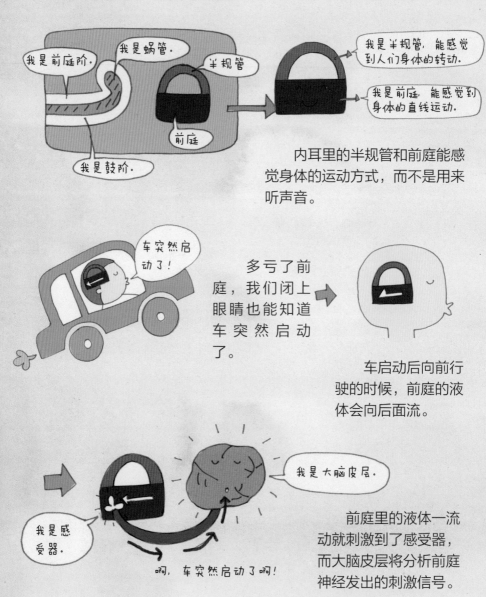

内耳里的半规管和前庭能感觉身体的运动方式，而不是用来听声音。

多亏了前庭，我们闭上眼睛也能知道车突然启动了。

车启动后向前行驶的时候，前庭的液体会向后面流。

前庭里的液体一流动就刺激到了感受器，而大脑皮层将分析前庭神经发出的刺激信号。

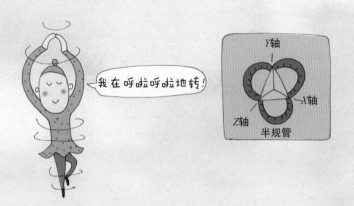

朝着一个方向一直
转，然后停下来就会觉得
头晕，这是因为半规管里
的液体还在继续转动。

半规管一共有三个。
三个半规管互成直角，所
以不管向哪个方向转我都
能感觉到。

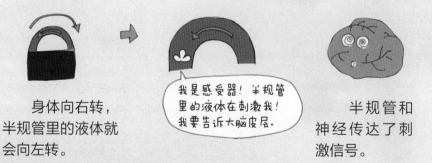

身体向右转，
半规管里的液体就
会向左转。

半规管和
神经传达了刺
激信号。

　　过度的运动将导致内耳受到的刺激过多，无法向脑部传达，
所以人会产生头晕、恶心等现象。但是有了半规管和前庭，就能
知道身体的运动方向，也能保持身体的平衡了。

图书在版编目（CIP）数据

神奇的人体旅行 /（韩）郑民锡，（韩）朴舒映著 ；
千太阳译. -- 长春：吉林科学技术出版社，2020.1
（科学全知道系列）
ISBN 978-7-5578-5054-8

Ⅰ. ①神… Ⅱ. ①郑… ②朴… ③千… Ⅲ. ①人体－
青少年读物 Ⅳ. ①R32-49

中国版本图书馆CIP数据核字（2018）第187385号

Text Copyright © 2009 by Jeong Min-seok, Park Seo-young
Illustration Copyright © 2009 by Park Seo-young
All rights reserved.
Simplified Chinese translation edition © 2020 by Jilin Science and Technology Press Co., Ltd.
This Simplified Chinese edition was published by arrangement with
TOTOBOOK publishing company through Imprima Korea Agency
and Qiantaiyang Cultural Development (Beijing) Co., Ltd.

吉林省版权局著作合同登记号：
图字 07-2016-4725

神奇的人体旅行 SHENQI DE RENTI LÜXING

著	[韩]郑民锡　[韩]朴舒映
绘	[韩]朴舒映
译	千太阳
出 版 人	李 梁
责任编辑	潘竞翔　杨超然
封面设计	长春美印图文设计有限公司
制 版	长春美印图文设计有限公司
幅面尺寸	167 mm×235 mm
字 数	72千字
印 张	9.5
印 数	1-6 000册
版 次	2020年1月第1版
印 次	2020年1月第1次印刷

出 版	吉林科学技术出版社
发 行	吉林科学技术出版社
地 址	长春净月高新区福祉大路5788号出版大厦A座
邮 编	130118
发行部电话 / 传真	0431-81629529　81629530　81629531
	81629532　81629533　81629534
储运部电话	0431-86059116
编辑部电话	0431-81629520
印 刷	长春新华印刷集团有限公司

书 号	ISBN 978-7-5578-5054-8
定 价	39.90元

如有印装质量问题 可寄出版社调换
版权所有 翻印必究